Female Puberty:
A Comprehensive Guide for Clinicians

女性青春期发育
——临床实践指南

注　意

医学是一门不断探索的学科。随着新的研究和临床试验不断拓宽我们现有的知识，医学手段和药物治疗也在不断更新。这本书是作者和出版商通过不懈努力、查阅多方资料，为读者提供的完整且符合出版时标准的内容。然而，鉴于难以避免的人为错误或医学科学的不断进展，本书作者、出版商或其他参与本书准备和出版的工作人员均无法保证本书的每一方面都是完美无瑕的，当然他们对本书中所有错误、纰漏或引用信息所产生的后果也难以承担所有的责任。我们鼓励读者参阅其他资料来验证本书的内容。例如，我们特别建议读者在使用每一种药物时查阅相关产品信息以确保本书内容的信息准确性，确认本书推荐的剂量或使用的禁忌证有无变化，尤其是涉及新的或不常用的药物时。

Female Puberty:
A Comprehensive Guide for Clinicians

女性青春期发育
——临床实践指南

原著　Jennifer E. Dietrich
主译　巩纯秀

北京大学医学出版社

NUXING QINGCHUNQI FAYU——LINCHUANG SHIJIAN ZHINAN

图书在版编目（CIP）数据

女性青春期发育：临床实践指南/（美）詹妮弗·E. 迪特里希（Jennifer E. Dietrich）原著；巩纯秀主译. —北京：北京大学医学出版社，2017.6

书名原文：Female Puberty：A Comprehensive Guide for Clinicians

ISBN 978-7-5659-1566-6

Ⅰ. ①女… Ⅱ. ①詹…②巩… Ⅲ. ①女性—青春期—发育 Ⅳ. ①R339.31

中国版本图书馆 CIP 数据核字（2017）第 034296 号

北京市版权局著作权合同登记号：图字：01-2016-3661

女性青春期发育——临床实践指南

主　　译：巩纯秀
出版发行：北京大学医学出版社
地　　址：（100191）北京市海淀区学院路 38 号　北京大学医学部院内
电　　话：发行部 010-82802230；图书邮购 010-82802495
网　　址：http://www.pumpress.com.cn
E - mail：booksale@bjmu.edu.cn
印　　刷：中煤（北京）印务有限公司
经　　销：新华书店
责任编辑：高　瑾　武翔靓　　**责任校对**：金彤文　　**责任印制**：李　啸
开　　本：710mm×1000mm　1/16　　**印张**：10.75　　**彩插**：4　　**字数**：189 千字
版　　次：2017 年 6 月第 1 版　2017 年 6 月第 1 次印刷
书　　号：ISBN 978-7-5659-1566-6
定　　价：58.00 元

主译简介

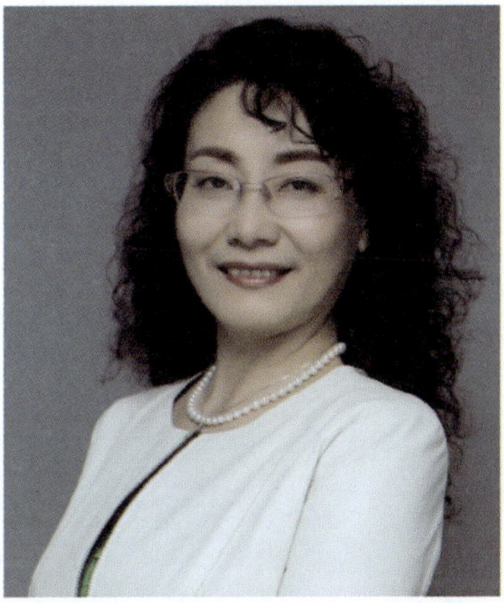

巩纯秀，1964 年出生于北京，小儿内分泌学专家，临床医学博士。国家儿童医学中心、首都医科大学附属北京儿童医院内分泌、遗传及代谢科主任，教授，博士生导师。

长期从事儿科学内分泌专业临床及科研工作，主编《儿童·青少年糖尿病管理指南》，副主编《Pediatrics（本科儿科）》《儿童肥胖与代谢综合征》等多部内分泌学科专著。审译《尼尔森儿科学精要（第 6 版）》。承担及参与多项国家级及省部级项目科研课题研究，包括国家自然基金、国家科技支撑计划等共计 20 项。主要研究儿童内分泌系统疾病，特别对糖脂代谢及性发育异常疾病（DSD）有深入研究。以第一作者或通讯作者身份在相关领域发表文章 200 余篇，近 5 年发表美国《科学引文索引》（SCI）期刊论文 20 余篇。主持的糖尿病系列研究获得妇幼健康科学技术奖三等奖；以子课题负责人身份参与完成的项目“重组人生长激素系列产品研制与产业化”获得国家科学技术进步奖二等奖；“营养转型期儿童成人慢性病综合性防治项目”获得中华预防医学会科学技术奖二等奖。目前担任：中国医师协会儿科内分泌专业委员会主任委员、青春期医学专业委员会副主任委员、青春期医学内分泌学组副组长等；中华医学会儿科学分会内分泌遗传代谢学组顾问、糖尿病学会 1 型糖尿病学组副组长，以及中国健康促进会罕见病学会委员等。

著者名单

Oluyemisi A. Adeyemi, M.D. Department of Pediatric and Adolescent Gynecology, Texas Children's Hospital, Houston, TX, USA

Leslie A. Appiah, M.D. Division of Pediatric and Adolescent Gynecology, Department of Obstetrics and Gynecology, University of Kentucky, Lexington, KY, USA

Jennifer Bercaw-Pratt, M.D. Department of Obstetrics and Gynecology, Baylor College of Medicine, Houston, TX, USA

Hillary B. Boswell, M.D. Pediatric and Adolescent Gynecology Services, Complete Women's Care Center, The Woman's Hospital of Texas, Houston, TX, USA

Nirupama K. De Silva, M.D. Department of Obstetrics and Gynecology, The Women's Health Group/University of Oklahoma-Tulsa, Tulsa, OK, USA

Jennifer E. Dietrich, M.D., M.Sc. Department of Obstetrics, Gynecology, and Pediatrics, Baylor College of Medicine, Texas Children's Hospital, Houston, TX, USA

Jessica C. Francis, M.D. Division of Pediatric and Adolescent Gynecology, Department of Obstetrics and Gynecology, Texas Children's Hospital, Houston, TX, USA

Roshanak Mansouri, M.D. Division of Pediatric and Adolescent Gynecology, Department of Obstetrics and Gynecology, Texas Children's Hospital, Houston, TX, USA

Judith Sanchez, M.D. Department of Obstetrics and Gynecology, Gardner Family Health Network, San Jose, CA, USA

Xiomara M. Santos, M.D. Department of Obstetrics and Gynecology, Baylor College of Medicine, Houston, TX, USA

Nancy A. Sokkary, M.D. Department of Obstetrics and Gynecology, University of New Mexico School of Medicine, Albuquerque, NM, USA

译者前言

女性青春期是一个从儿童女孩向成熟女性过渡的时期。虽然时间短暂，但这一时期中，每个女孩的身体和心理都会发生巨大的变化。究竟是什么触发了这一变化？如何触发的？青春期差异是如何形成的？……青春期这一复杂过程的具体机制至今并不明确。总体上讲，女性青春期发育有一定规律，且身体（躯体）发育与心智（心理）成熟往往并向而行、交互作用；与此同时，个体也接受外界多重因素的影响。不过，鉴于女性青春期这一现象本身的复杂和深奥，人们对于女性青春期的认识尚存在局限性。对于经验丰富的儿科医生而言，该过程显得极其微妙、难以言状；而对于年轻儿科医生而言，即便在解决如何辨别正常青春期的变异与异常青春期的基本问题上，都可能感到相当棘手、无所适从。

对女性青春期观察和记录比较翔实的研究是在 20 世纪 60 年代完成的，它们初步勾勒了人类青春期发育规律。近年来，各国科学家在青春期发育调控方面研究取得了较快的进展，特别是在遗传学新方法应用于临床实践之后，总有新的性发育相关基因被发现、研究。另外，由于经济迅猛发展，儿童营养供给日益丰富，因性早熟而就诊的女性临床病例不断增多，使得儿科医生特别是儿科内分泌专业医生不得不积极应对，以期能有充足的知识储备和临床经验来胜任对该类疾病的处理。

此部《女性青春期发育——临床实践指南》由美国德克萨斯州儿童医院贝勒医学院（休斯敦）的**儿童及青春期妇科**主任 Jennifer E. Dietrich 医师领衔编撰，它是一部实用的临床医师行医指南。该部专著主题性强，内容权威，引证考究。从女性青春期研究的历史到最新研究进展，从女性青春期的基因调控到临床常见疾病的诊断、鉴别和治疗，对女性青春期临床问题的方方面面都做了条理化的阐述。本书的译者是接诊性发育异常患儿并研究性腺疾病的临床医师，在将原著翻译成汉语的过程中，译者反复斟酌、精益求精。相信在阅读本书后，读者在理解女性青春期规律、影响因素、疾病和规范处理等方面，都会有所裨益。希望这部精耕细作的蓝宝书成为中国儿科临床医师的案头书。

巩纯秀

临床医学博士

2017 年 1 月，于中国北京

原著序

对女性青春期这一主题的驾驭需要较高的专业实力，本书的出版显示出该水准。本版《女性青春期发育——临床实践指南》的作者，无一例外都是资深、非凡的儿童及青春期女性研究（女科）领域的临床专家，他们贡献了时间和才华，与大家分享丰富的临床经验。

书中各个章节均提供本领域的概要，并精准阐述了相关概念和认识，涉及精细复杂主题时——例如下丘脑-垂体-卵巢轴，则会以简明易懂的方式讲解；编排结构整洁且各章节互补性强。本书为临床工作者所提供的一些信息必定会成为讨论的热点，例如临床上可以将月经周期作为青春期评估的重要标志。本书还包含实际面对各种青春期发育异常时的最佳处理程序，强化临床医师对于基本概念的掌握、认知和理解。对临床医师没有意识到的知识点，予以阐明和提醒注意。

当遇到某一疾病时，帮助临床医师厘清思路，例如判断性早熟时要区分中枢性性早熟和外周性性早熟。本书不仅是很有用的教学用书，它也是临床鉴别诊断、诊断分型等可借助的工具书，方便临床医师随时翻阅。

本书阐述了多种青春期发育延迟的可能原因，告诫临床医师分析最可能的病因，如：体质性青春期发育延迟。继之，要分析是否为促性腺素释放激素（GnRH）依赖性的青春期延迟，以及哪些信息可以提示GnRH依赖性或非依赖性，获取的病史关键点是什么。总之，本书以简单易懂的方式讲解，帮助执业医师走上正确进行儿科临床实践的“绿色通道”。

另外，现实中很多临床工作者不能很好地理解“极度锻炼”的重要性和它对中枢神经系统精细调节的潜在影响，而低体脂和瘦体重依然是评估中枢神经系统调节平衡的重要参考因素。需要常规询问用药史，例如是否应用了糖皮质激素、阿片类制剂、精神科药品或者吩噻嗪类药物？同样，书中指导临床医生面对此类患儿要注重心理学，并引导患儿及其家属参考网络资源等等。

我举双手给本领域专家们点赞！他们倾力在本书中贡献出扼要、易懂、直中靶心的知识点。热烈祝贺该书出版，我们在该领域能有如此杰作，令我感到无比荣耀！

Joseph S. Sanfilippo

医学博士，工商管理硕士

于美国宾夕法尼亚州匹兹堡

原著前言

本版《女性青春期发育——临床实践指南》是第一版，希望在接下来的几年里可以不断更新、修订再版。作为该书的主编，我十分荣幸能够参与完成本书出版的规划、启动、推进、写作、编撰和协调工作。本书的出版无论是对产科医生、生殖内分泌专家、全科医生、儿科医生、家庭医生，还是对综合医疗保健人员，均极具实用价值。

青春期发育是各个领域医生都会遇到的问题，本书内容经过精心的规划与编撰，全面地阐述了青春期发育及相关疾病。该书讲解从简单到复杂，围绕青春期社会-心理发育，以及到青春期有着细微差别的特殊群体，仔细回顾了现有文献，解决了临床工作中许多问题。

各章节作者是已经完成或者正在参加于美国德克萨斯州儿童医院贝勒医学院（休斯敦）举办的儿童及青春期妇科奖学金培训的人员。对于能够使他们全部参与写作、一起探讨这一特殊领域并立足于教育重点和研究热点，我深感振奋。

作为作者，我们希望能够激发其他医务人员对女性青春期发育这一课题的兴趣，以传播临床医学知识为目标，最终提高人们对全世界的女孩、青少年女性及青年女性生殖健康问题的关注度。我们希望本书可以成为广大临床工作者的重要参考资料，并体现其最大的价值。

Jennifer E. Dietrich
医学博士，理科硕士
于美国德克萨斯州休斯敦

目　录

第1章 女性青春期发育的研究回顾与进展

History and Trends of Pubertal Development in Females

Jessica C. Francis 著

田媛媛 译 巩纯秀 审校

摘要

青春期是由儿童状态向生殖成熟的过渡期。它是人类发育历程中一个独特的时期，是很多年来被研究的热点。据我们所知，很多因素都会影响着青春期发育的生理或病理过程。本章概述了与青春期发育密切相关的历史与研究进展。

关键词

青春期 · 遗传 · 月经初潮 · 营养 · 历史 · 趋势

历史回顾

青春期是从儿童状态到生殖系统发育成熟的一个过渡期。各类生物

J. C. Francis (✉)
Division of Pediatric and Adolescent Gynecology, Department of Obstetrics and Gynecology, Texas Children's Hospital, 6651 Main St, Suite 1020, Houston, TX 77030, USA
e-mail: jcfranci@texaschildrens. org

J. E. Dietrich (ed.), *Female Puberty: A Comprehensive Guide for Clinicians*,
DOI 10.1007/978-1-4939-0912-4_1, © Springer Science+Business Media New York 2014

均发生这一过程，但是人类在某些方面有其独特性。多年以来，很多奇妙的变化被研究记载，但是这些变化的机制仍不清楚。本章我们将会回顾关于青春期发育的研究历史及青春期发育趋势。

体态显著变化的早期记载

早在20世纪30年代，不同的学者就提出“青春期”这一概念，强调青春期事件的启动时点和进程。早期在伦敦进行的横断面研究均具有代表性，但是很难评估其准确性。20世纪60年代Marshall和Tanner开始整理青春期发育所带来的体态改变，他们的观察结果之所以能经受时间的考验，多归功于最初的研究设计[1]。他们通过以3个月为间隔的纵向研究，观察和记录阴毛与乳房的发育情况，最终还意外注意到线性生长规律与初潮年龄。综合此次研究与早期研究结果，确定了青少年女性的青春期发育年龄范围，且一并整理了男性数据。此研究所制订的青春期临床分期系统被世界范围内的临床工作者沿用至今。此外，他们发现了各阶段持续时间和在青春期发展阶段的次序变异。而更为重要的可能是他们提供了随时间发生变化的青春期规律，帮助我们通过观察第二性征的发育预测初潮年龄。该统计资料不仅能应用于正常的青春期发育评估，还可用于性早熟及青春期延迟患儿的监测。因为是对相对同质的总体进行的研究，所以该结果存在遗传偏倚（inherent bias）。然而，没有一个课题研究是完美无瑕的，不容置疑的是，Marshall和Tanner是世界上最早提出并研究青春期的先驱者，之后出版的相当重要的研究成果都是基于他们的观察结果。

随着时间的推移，研究策略越来越精细，使得我们研究样本更大、种群更多，差异也越来越多。前、后研究结果具有一定差异，但并不能否认先前研究成果，反而在人群水平反映了不断发展的环境和基因的适应性。

公认的青春期进程

根据Marshall和Tanner的观察研究结果，95%女孩青春期的首发体征出现在8.5～13岁；首发体征通常要么是阴毛出现，要么是乳房发育。乳房于11.8～18.9岁（标准差是1岁）发育至5期（完全成熟）。平均身高猛长年龄为12岁，平均初潮年龄为13岁。从首次青春期发育体征出现到青春期发育完全需要1.5～6年，甚至6年以上。在这个早期的划时代的研究中记录了体征出现顺序的差异，从而记录下许多公认的正常青春期发育次序的不同[1]。

趋　势

从出生到青春期间，人类会经历一段特殊且与众不同的儿童期。对于其他物种，包括从遗传学角度与人类最相似的灵长类动物在内，在生殖系统发育成熟之前就完成生长了。猿在青春期可能有体重的增加，但在这一时期骨骼系统几乎没有生长改变。这些提示人类青春期发育存在其独有的机制，并且随环境改变而变化[2]。

遗传因素

相当多的研究力求找到与青春期发育相关的基因。关于这一点，已知的是初潮到来的表型变异将近一半与遗传有关[3]。我们还知道神经肽吻素（kisspeptin）是开启青春期发育的关键“守门人”。信号转导通路上任何一个环节的突变或缺失都会导致人类和大鼠青春期发育延迟和不孕[4-5]。在过去的十年里，这个观点被两个独立研究团队一致证实且得到世界公认。目前针对神经肽具体作用机制的研究仍在不断进展中，这些研究结果将会为我们了解正常或异常的青春期发育进程提供信息。我们确定了几个导致性早熟或青春期延迟的明确病因，但是可靠的基因方面的触发机制比较难以分离和确定，这很可能是因为长久以来，人们能够记录下的是与环境因素相关联的人群范围的变异，这已是一个研究热点。目前越来越多的新证据表明，在青春期发育进程中，表观遗传因素对身体发育的启动起着至关重要的作用[6]。

环境因素

众所周知，哺乳动物只有长到一定的体块、发育到一定程度才有可能诱导青春期的发育，进而才有可能获得生育能力[7]。理所当然，影响生长发育的因素定会影响青春期发育进程。总体上由于伦理限制，关于人类营养的临床试验研究是观察性的，且结果还不能推广至所有人群。也就是说，我们所获得的营养对青春期发育进程有影响这一有价值的研究结论还都只是通过观测或者间接得到的[8]。相对于实际年龄，初潮年龄与体格大小相关，这也与当今女孩初潮年龄较过去提前的现象相符[9]。如今9岁女孩身体生长发育状况可以达到30年前10～11岁女孩同等水平。我们所不知道的是，到底有无非病理性的初潮低限年龄值[10]。

通过动态观察青春期发育启动和进程的改变发现，间接证据表明营养状况影响着青春期进展与月经初潮年龄。据我们所知，青春期发育不单单只是与营养有关，例如历史上某些社会经济阶层的营养状况并未显著变化，但初潮年龄仍在提前[11]。不过，有文献指出[12]那些长期居住于食物营养结构变化不大的地域的人群，例如因纽特人、拉普兰人和东印度人，初潮年龄较稳定。在20世纪，食物营养结构对青春期发育的影响这一研究在全世界范围内展开。美国进行了一项研究，发现地理位置邻近但饮食结构不同的两组青少年，她们的初潮年龄差异显著。此外，Dreizen等人报道[13]，生活于食物充足地区的女性，平均初潮年龄为12.4岁，而生活于食物匮乏地区的则为14.5岁，并且后者骨龄也落后于实际年龄，要知道骨龄是评估青春期发育进展的另一项指标。

在发展中国家，饮食营养问题向来是影响青春期发育进展的一个重要因素。在发达国家，有一个长期的趋势是自我饮食限制导致的月经初潮延迟。Kennedy发现节食减肥、低体重与月经初潮延迟有着密切关系，这一问题在当代社会是较常见的[14]。

尽管现如今许多女性为了改善形象而有意减重，但确实有另一些女性因运动强度过大而非刻意减重而有月经失常的问题。进行艰苦的剧烈运动处方训练的初期，无论精英专业运动员还是年轻女性，均可能出现月经或初潮的改变。闭经跑步运动员中，闭经者的体脂低于月经正常的运动员[15]。但是那些闭经运动员因受伤而停止运动后，一般可以再次月经来潮，即便体重并没有显著增加[16]。

营养状况不仅仅影响着青春期体征，也改变着青春期激素水平。在20世纪70年代和20世纪80年代，一些研究就已表明营养状况影响、调节青春期发育激素水平。有报道称，营养不良儿童血浆内促性腺素水平低于同年龄组营养充足儿童[17]。此作用机制尚不清楚，但是十分重要，因为该通路异常会导致GnRH对卵巢刺激的减少和青春期排卵延迟。对于营养不良女童，她们所摄取的营养和能量会优先供给于更重要的器官系统，也就是神经系统，而生殖系统则是较后供给的系统，在这种情况下，生殖系统发育缓慢常常会导致青春期延迟甚至是停滞[8]。

营养缺乏并不是影响青春期生理发育的唯一与饮食相关的因素，肥胖亦会影响青春期发育的时间和速度。近1个世纪，尤其是20世纪70年代以来，儿童体重指数增加的趋势愈加严重，甚至在幼童时期就已显现[18]。最近另一项研究表明，5 岁和 7 岁的高体脂、高体重指数、较大腰围的女孩容易较早启动青春期发育，大概在 9 岁左右[19]。尽管我们很难找到肥胖与青春期发育过程中对应关系，但是我们确实观察到体重的改变似乎反映了青春期发育变化，其中的相互作用关系不可忽视，在接下来几年里需要我们继续评估，因为青少年肥胖越来越普遍。

此外，压力也是加速青春期发育的因素之一。近几年许多国家离婚率上升，单亲家庭增多，这些因素提前了青春期发育的启动[20]。压力不仅包括心理压力，还包括身体压力。胎儿在宫内感受到压力也与青春期早发育有相关性。这在胎儿期宫内营养不良和儿童时期暴饮暴食的人群中最常看到。上述情况多发生于移民者身上，或者说是在遭受营养剥削的人群里[21]。

因为世界的进化，我们预计青春期发育在环境的作用下会发生改变。这些改变也许帮助孩子们更好地适应社会，也许对全社会来说是一个较大的挑战。现在大量的文献在历史上首次表明了青春期发育年龄与社会心理年龄、社会成熟度不相符合，该问题在过去不曾被正式提出过。在早期社会中，青春期往往出现在更小的年龄。据我们所知，这并不是病理性的，因为她们的发育年龄与其当时承担的社会角色相符合，例如在原始狩猎群居社会时期青春期发育年龄偏小。直到大量定居，我们才意识到殖民和定居对青春期有逆向的影响，改变了青春期年龄[21]。同时，殖民和定居也带来了人口过多、疾病、感染和营养不良等问题。

结　论

在过去的几年里，青春期发育研究取得了令人振奋的丰硕成果，该方面研究还将继续开展。我们希望在与既往的青春期进程模式做对比时，近期这些进展能够帮助我们更好地理解青春期发育，最终能够区分正常的和病理性的青春期发育过程。

参考文献

1. Marshall WA, Tanner JM. Variations in pattern of pubertal changes in girls. Arch Dis Child. 1969;44(235):291–303.
2. Bogin B. Evolutionary perspective on human growth. Annu Rev Anthropol. 1999;28:109–53.
3. Towne B, et al. Heritability of age at menarche in girls from the Fels Longitudinal Study. Am J Phys Anthropol. 2005;128(1):210–9.
4. de Roux N, et al. Hypogonadotropic hypogonadism due to loss of function of the KiSS1-derived peptide receptor GPR54. Proc Natl Acad Sci U S A. 2003;100(19):10972–6.
5. Seminara SB, et al. The GPR54 gene as a regulator of puberty. N Engl J Med. 2003;349(17):1614–27.

6. Bateson P, et al. Developmental plasticity and human health. Nature. 2004;430(6998):419–21.
7. Asdell SA. Comparative chronologic age in man and other mammals. J Gerontol. 1946;1:224–36.
8. Kirkwood RN, Cumming DC, Aherne FX. Nutrition and puberty in the female. Proc Nutr Soc. 1987;46(2):177–92.
9. Frisch RE. Weight at menarche: similarity for well-nourished and undernourished girls at differing ages, and evidence for historical constancy. Pediatrics. 1972;50(3):445–50.
10. Ong KK, Ahmed ML, Dunger DB. Lessons from large population studies on timing and tempo of puberty (secular trends and relation to body size): the European trend. Mol Cell Endocrinol. 2006;254–255:8–12.
11. Cone Jr TE. Secular acceleration of height and biologic maturation in children during the past century. J Pediatr. 1961;59:736–40.
12. Bojilen K, Bentzon MW. The influence of climate and nutrition on age at menarche: a historical review and a modern hypothesis. Hum Biol. 1968;40(1):69–85.
13. Dreizen S, Spirakis CN, Stone RE. A comparison of skeletal growth and maturation in undernourished and well-nourished girls before and after menarche. J Pediatr. 1967;70(2):256–63.
14. Kennedy GC. Interactions between feeding behavior and hormones during growth. Ann N Y Acad Sci. 1969;157(2):1049–61.
15. Schwartz B, et al. Exercise-associated amenorrhea: a distinct entity? Am J Obstet Gynecol. 1981;141(6):662–70.
16. Warren MP. The effects of exercise on pubertal progression and reproductive function in girls. J Clin Endocrinol Metab. 1980;51(5):1150–7.
17. Kulin HE, et al. Gonadotropin excretion during puberty in malnourished children. J Pediatr. 1984;105(2):325–8.
18. Johnson W, et al. Patterns of linear growth and skeletal maturation from birth to 18 years of age in overweight young adults. Int J Obes (Lond). 2012;36(4):535–41.
19. Davison KK, Susman EJ, Birch LL. Percent body fat at age 5 predicts earlier pubertal development among girls at age 9. Pediatrics. 2003;111(4 Pt 1):815–21.
20. Gluckman PD, Hanson MA. Changing times: the evolution of puberty. Mol Cell Endocrinol. 2006;254–255:26–31.
21. Gluckman PD, Hanson MA. Evolution, development and timing of puberty. Trends Endocrinol Metab. 2006;17(1):7–12.

第2章 正常的女性青春期发育过程

Normal Pubertal Physiology in Females

Hillary B. Boswell 著

田媛媛 译 巩纯秀 审校

摘要

女性发育是一个从女童发育为成年女性的复杂过程。激素分泌引起生理及心理变化，是青春期的标志，这些变化巨大、不可预测的“风暴”必然同化于周围的成年人而风平浪静。据我们所知，青春期是一个体内激素与内脏器官相互作用错综复杂的过程，最终使人体形态结构改变，获得生殖能力而心理行为成熟。女性青春期是生长突增及第二性征发育的时期，第二性征可区分男、女两性，却不是生殖系统的直接组成部分。正如动物中雄狮的鬃毛和雄孔雀的漂亮尾巴显而易见，青春期发育中乳房的发育、阴毛的生长、生长速度峰值、初潮、腋毛的生长，最终发育至成人乳房及阴毛分布，这一系列外观顺次变化通常是可以被我们直观地看到的。这些外观变化是内分泌轴精细调节的结果，性腺类固醇激素及肾上腺雄激素分泌增多，相关生殖器官也发生改变，为生殖能力做储备。与此同时，大脑也在迅速适应新的激素环境。青春期个体差异性很大，因种族、地理环境、基因等不同，青春期开始时间及成熟表现也不尽相同。从生长突增、乳房发育到月经初潮，需要时间为1.5～6年不等，平均大约4.5年。所以，我们只有真正了解正常的女性青春期

H. B. Boswell (✉)
Pediatric and Adolescent Gynecology Services, Complete Women's Care Center,
The Woman's Hospital of Texas, 4102 Woodhaven St, Houston, TX 77025, USA
e-mail: hillbos1@gmail.com

J. E. Dietrich (ed.), *Female Puberty: A Comprehensive Guide for Clinicians*,
DOI 10.1007/978-1-4939-0912-4_2,

发育的各种变异情况，才能在当某些体征表现出过快发育或者缺乏时，识别出少数病例是病理情况。

关键词

垂体・卵巢・激素・排卵・受体・变异・肾上腺・下丘脑・内分泌轴・乳房初现・月经初潮・生殖能力・生长模式・Tanner 分期・阴毛初现・社会心理成熟・正常青春期・促性腺素释放激素

青春期发育概述

女性发育是一个从女童发育为成熟女性的复杂过程。激素诱导身体和心理发生标志性改变，这些变化巨大、难以预料的“风暴”，必然同化于周围的成年人而风平浪静。当我们对体内激素作用机制和被作用器官的反应通路了解越多时，青春期发育越看起来似乎没有那么混乱，更像是一种难以置信的身体形态学改变，最终使得个体获得生殖能力和社会心理的成熟。

身体的生长突增及第二性征发育标志着女性青春期发育的开始。第二性征发育只能区分同一物种的两个性别，并不是生殖系统的直接组成部分，例如动物界中有着漂亮鬃毛的狮子为雄狮，有精美尾巴的孔雀为雄孔雀，鬃毛和尾巴并不是生殖系统的结构。身体表型的改变大致如下：

- 乳芽（乳房发育）
- 阴毛发育（阴毛初现）
- 身高增长速度峰值
- 月经初潮
- 腋毛发育
- 乳房发育达成人水平
- 阴毛分布达成人水平

这些外观表型的改变是体内内分泌轴协调作用的结果，包括性腺激素的分泌增多（性腺功能初现），肾上腺激素分泌增多（肾上腺功能初现）以及相关的生殖系统改变。与此同时，大脑迅速适应体内新的激素水平。

青春期发育的生物个体差异性较大，从生长突增、乳房发育到月经初潮平均需要 4.5 年的时间，波动范围为 1.5～6 年[1]。由于种族、地理环境、遗传学等因素，青春期发育成熟的标志和时间不尽相同。我们只有真正熟知青春期发育的各种正常变异，才能在某些青春期体征表现出过速或缺乏时，辨别出少数病例的病理情况。

下丘脑-垂体-卵巢轴的调控

胎儿期、新生儿期及青春期前期人体都有能力分泌成人水平的促性腺素和性激素，这是下丘脑、腺垂体（垂体前叶）和性腺（HPO 轴的三个组成部分）对女性生殖周期精细调节的结果（图 2-1）。下丘脑-垂体门

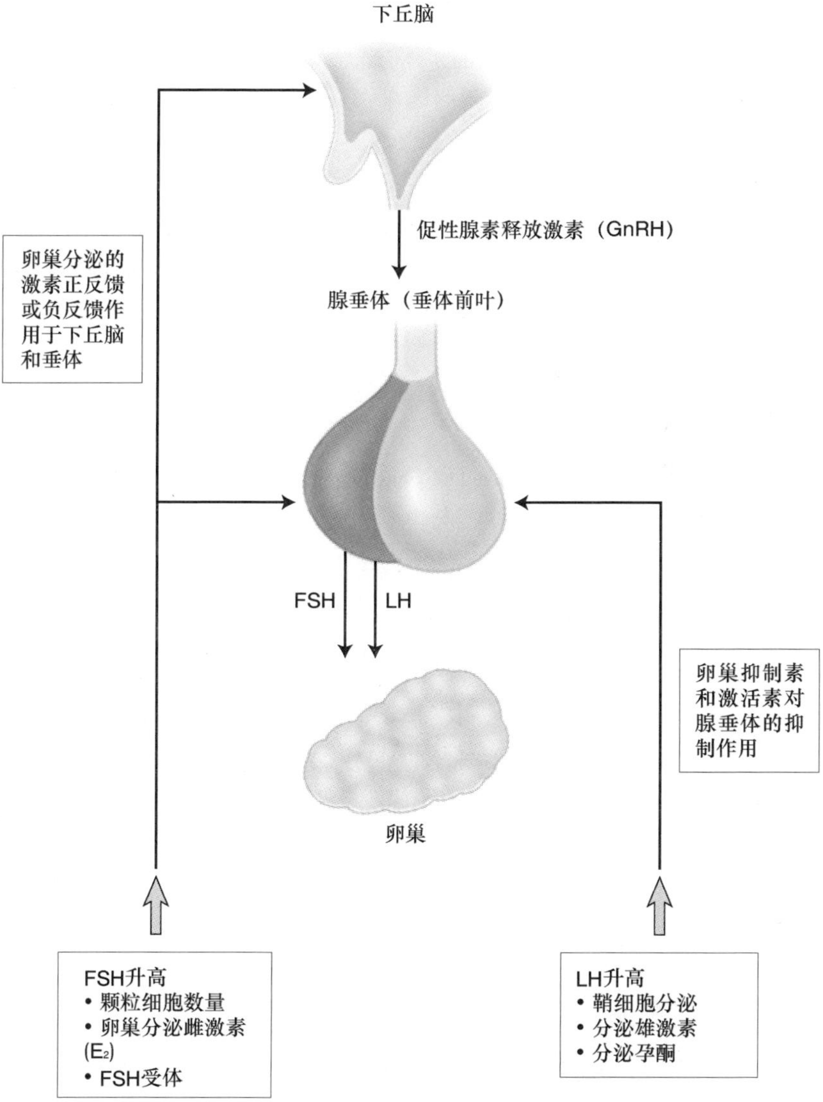

图 2-1　下丘脑-腺垂体-卵巢（HPO）轴

脉系统于胎龄 9～10 周开始发育，19～20 周发育完全，此时体内促性腺素和卵巢类固醇激素分泌相应增多，刺激生殖细胞和卵泡的发育[2]。在孕中期，卵巢分泌的激素负、正反馈作用于下丘脑和垂体，对 HPO 轴的发育起着关键作用。

母体内的雌激素和孕激素通过胎盘进入胎儿体内，其性腺轴功能被抑制。出生后，负反馈作用消失，特征性的下丘脑脉冲式分泌促性腺素释放激素（GnRH）变得极其明显[3]。婴儿期，体内促性腺素和卵巢类固醇激素可达成年育龄女性水平，于 12～18 月龄时达高峰，待婴儿负反馈调节功能完全后，体内性激素逐渐降至儿童期水平[4]。对下丘脑的抑制作用持续到青春期才消失，这段时期被称为“少年静息期”(juvenile pause)；这是所有高级灵长类动物（例如旧世界猴、猿和人类）的特征[5]。该现象与其他哺乳类动物形成鲜明对比，例如啮齿动物。啮齿动物出生后促性腺素分泌没有中断[6]。激素分泌静止期理论上对人类生长发育是十分重要的，使中枢神经系统和社会心理在儿童期得以发育完善[7]（图 2-2）。下丘脑内侧基底部的弓状核是脉冲式激素分泌

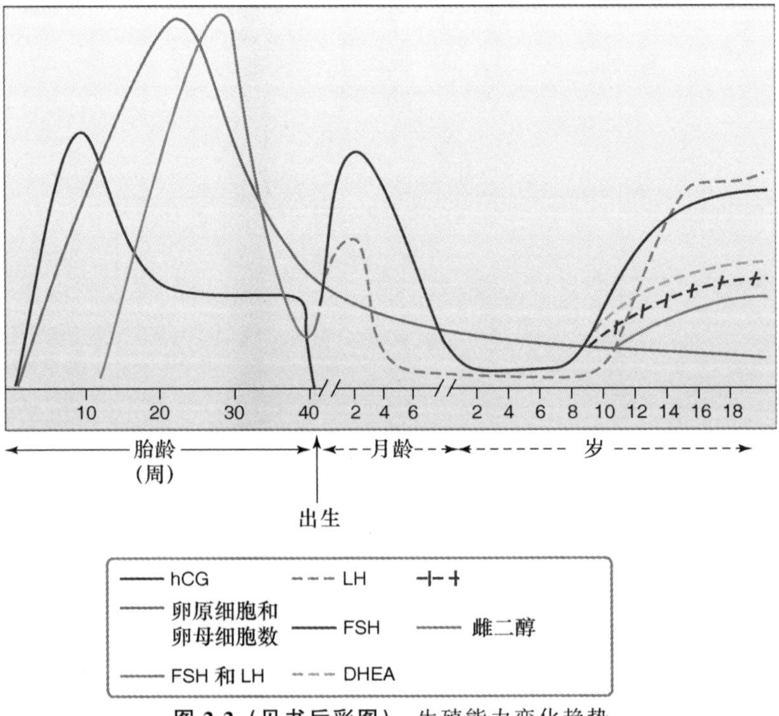

图 2-2（见书后彩图） 生殖能力变化趋势

hCG，人绒毛膜促性腺素；LH，促黄体素；FSH，促卵泡素；DHEA，脱氢表雄酮（Adapted with permission from Fritz MA，Speroff L. Clinical Gynecologic Endocrinology and Infertility，8th edition. Philadelphia：Lippincott Williams & Wilkins；2010）

的“发生器”，该部位细胞节律性分泌 GnRH 至垂体门脉系统。GnRH 是由 10 个氨基酸组成的肽链，血清半衰期为 2～4 min，与腺垂体分泌促性腺素的细胞表面受体结合，促使该细胞合成并储存促卵泡素（FSH）和促黄体素（LH）等糖蛋白类促性腺素，LH 和 FSH 直接作用于卵巢，促进卵泡成熟。20 世纪 70 年代，一项利用猕猴完成的卵巢切除后研究试验证明了 GnRH 连续性与脉冲式分泌对 HPO 轴发育的重要性。促性腺素持续性分泌事实上抑制腺垂体分泌，而当其脉冲式分泌时则有助于卵巢的发育、成熟以及性激素的分泌[8]。

在人的生殖期中，性腺功能处于动态变化之中，这间接反映了下丘脑脉冲发生器的活动改变是中枢抑制调节的结果。GnRH 脉冲式分泌在青春期前儿童中可被检测到，其分泌的频率与幅度很低（主要发生于睡眠周期中），不足以激发性腺激素的分泌[9]。GnRH 分泌存在双时相，婴儿期和青春期高，而儿童期水平较低此双时相模式被证明不依赖性腺信号。对特纳（Turner）综合征患儿的研究以及用灵长类动物进行的验证性实验，均印证了既往假说所述的，即下丘脑脉冲发生器是性腺调节中枢，能启动青春期[10]。因此，性腺类固醇激素在青春期发育过程中的形态结构和功能改变上起着关键作用，但对青春期发育的启动作用不大。

青春期前的几年间，儿童的垂体对于 GnRH 作用的反应明显下降，下丘脑 GnRH 脉冲式分泌的频率减少、幅度降低（图 2-3）。在过去的几十年里，几种关键的抑制 HPO 性腺轴功能的中枢神经系统通路被提出：

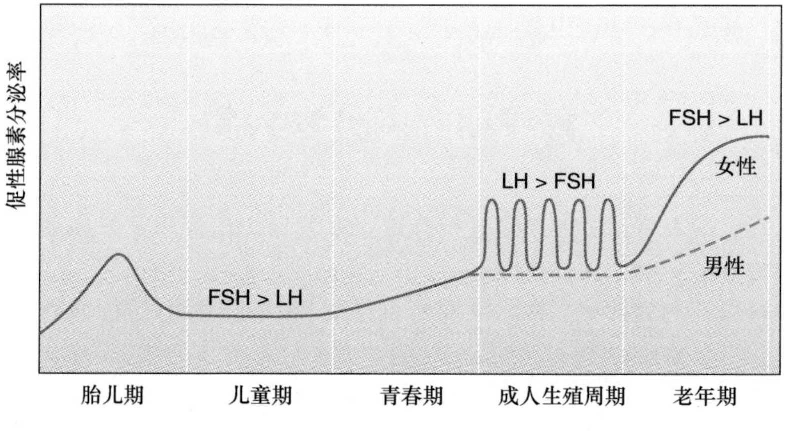

图 2-3　促性腺激素水平随年龄增长的变化趋势

（Adapted with permission from Emans SJ，Laufer MR，Goldstein DP. The Physiology of Puberty. Pediatric and Adolescent Gynecology. 5 ed. Lippincott Williams & Wilkins；2005）

- γ-氨基丁酸（GABA）
- Y-神经肽（NPY）
- 谷氨酸
- 吻素（kisspeptins）

GABA 是一种抑制性中枢神经递质，在灵长类动物灌注实验中发现，在青春期，其与 GnRH 脉冲式分泌呈负相关，而对儿童期的下丘脑 GnRH 活性起到关键的“闸门”作用。与之类似，NPY 是由下丘脑分泌的与摄食和性行为相关的一种神经肽类物质，在青春期前控制着 GnRH 过度分泌[12]。谷氨酸盐或谷氨酰胺被证实能够刺激 GnRH 的释放，在青春期有恢复脉冲式激素分泌的作用[13]。

吻素是下丘脑 GnRH 脉冲发生器的主要组成部分，通过对低促性腺素性性腺功能减退症和青春期延迟患儿的家系遗传研究证实。吻素作为一种神经肽，作用于 G 蛋白偶联受体（GPR54），而这些患儿的 G 蛋白偶联受体发生纯合突变（GPR54 由 $KISS_1R$ 基因编码）而失活[11,14]。只在下丘脑弓状核有分泌吻素的神经元，而弓状核正是下丘脑脉冲发生器的中心，分泌 GnRH 的神经元同样表达 GPR45。此外，有研究证实吻素是 HPO 轴活动的重要调节因子，该研究发现一个患中枢性性早熟的小女孩有 $KISS_1$ R 基因的突变，并造成受体激活持续延长[15]。应用灵长类动物进行验证性试验同样证实吻素神经元对下丘脑和性腺激素的负反馈调节系统具有重要作用[16]。尽管确切的作用机制尚不清楚，但是可以明确的是，吻素系统对每个个体的青春期发育启动所需内外环境信号转导起着关键作用。

青春期的内分泌介质

在乳房发育前的 1 年内，促性腺素在复杂的信号诱导下首先于夜间脉冲式分泌。起初 LH 起主导作用，随着促性腺素分泌峰值逐渐增加，产生可以检测到的雌二醇，从而有乳芽发生。此时，GnRH 在白天也分泌[9]。GnRH 脉冲式分泌表现在血清 LH 水平能被测出（LH 在血浆中的半衰期为 30 min，FSH 的为 300 min），生育期女性脉冲分泌频率可以达到平均每小时 1 次，并伴随月经周期发生显著变化[17]。

青春期时，由于促性腺素合成及其受体数量增多，垂体对 GnRH 处于高反应状态。与之对应，LH 分泌峰值较青春期前基础状态升高，最终能高 20～40 倍，LH 生物活性由于糖基化作用增强而提高[18]。而

FSH 分泌峰值较基础仅升高 2～3 倍，这是因为卵巢分泌的雌激素负反馈调节于垂体和下丘脑，从而抑制了 FSH 分泌过多。此外，GnRH 脉冲式分泌、类固醇性激素以及抑制素 A、抑制素 B、激活素、卵泡抑制素、细胞因子均对促性腺素的分泌和生殖系统的神经-内分泌轴的成熟（建立正、负反馈）起着重要的调节作用（图 2-1）。

抑制素是一种糖蛋白二聚体（由一个 α 亚基和一个 βA 链或者 βB 链组成），主要由卵巢分泌，可以作为评估颗粒细胞分泌功能的外周标志物。抑制素通过抑制 FSH 的分泌达到对 HPO 轴的负反馈调节作用[19]。青春期前的女孩体内抑制素 B 水平较低，甚至无法探测到，但是青春期明显升高，直到规律的排卵周期出现，其水平才开始下降。抑制素 A 在青春期前的水平与之相似，但在青春期稳步升高，在月经初潮后达成人水平。抑制素 B 在生长发育初期由卵泡细胞分泌，所以在月经周期中卵泡期达到峰值，而抑制素 A 则主要由黄体分泌，故其分泌峰值位于黄体期[20]。测定抑制素 B 以及其他生物学标志物的水平，可以帮助我们诊断青春期内分泌紊乱，及时发现伴抑制素升高的肿瘤（卵巢颗粒细胞瘤）。

随着卵巢发育成熟，卵巢对于体内促性腺素的反应更加稳定，通过信号级联放大作用，分泌更多性激素。当体内雌二醇及抑制素 B 水平足够高时，负反馈调节促性腺素的释放，周期形成，初潮发生。在卵巢雌激素产生与促性腺素分泌之间的正反馈成熟后，有排卵出现，则女性生殖周期建立且其他特征逐渐形成[21]。此外，随着成熟卵泡的数量不断增加卵泡体积的增大和基质增多，卵巢体积也在不断增大，从而使性腺可通过旁分泌及内分泌的作用调节自身促性腺素的分泌。激活素与抑制素结构类似，前者刺激 FSH 的分泌，但是后者对 FSH 的分泌起着抑制作用。卵泡抑素在反馈调节机制中的作用十分复杂，但是可以简单地理解为其与激活素结合，是抑制素-激活素系统的调节因子[22]。

肾上腺功能初现也是青春期发育重要标志之一，它独立于 HPO 轴之外。肾上腺功能初现是肾上腺激素明显增加，发生在性腺开始成熟时，对青春期数个标志性阶段正常发展起关键作用。无论是女孩还是男孩，该功能初现发生在 6 岁左右。肾上腺功能初现是肾上腺网状结构再次生长发育的结果，该结构曾在胎儿期体积大且功能活跃，继而有一段静止期，类似于 HPO 轴的“复苏”是在儿童期的功能静止期[23]之后。下丘脑-垂体-肾上腺轴功能的改变主要表现为合成分泌肾上腺雄激素和对促肾上腺皮质激素（ACTH）敏感性增加。肾上腺类固醇主要是转化为 Δ5-3β-羟基类固醇中间产物［17α-羟基孕烯醇酮和脱氢表雄酮

(DHEA)] 并降低 Δ4-酮类固醇（17α-羟孕酮和雄烯二酮），而皮质醇的生成量不变[1]。随后出现硫酸脱氢表雄酮（DHEA-S）的增多是肾上腺功能初现的标志，同时伴随肾上腺雄激素分泌增多，这些变化对于阴毛、腋毛的发育起着重要作用，我们将这一现象称为阴毛初现(pubarche)。肾上腺雄激素促进皮肤毛囊皮脂腺单位（由毛囊及其相关油脂腺组成），增加了皮质骨密度。

在 HPO 轴再次激活之前的 2～3 年，DHEA-S 达到 40 μg/dl（青春期前的儿童期将近 5 μg/dl）甚至更高，为肾上腺功能初现的特征。与性腺功能初现一样，最终诱导肾上腺功能初现的启动因素也不是很清楚。有研究证实肾上腺功能并不是突然启动的，而是自出生后循序渐进发展完善的[23]。曾尝试想象过性腺功能初现与肾上腺功能初现之间的因果关系，但事实上至今未能证实[24]。实际上，这可以是两个独立发展的通路，例如在真性性早熟中，性腺功能初现先于肾上腺，而过早发育的肾上腺不会诱导性早熟的发生。再如，患有肾上腺功能减退性疾病——艾迪生病的患儿，会有性腺发育初现以及较弱的肾上腺功能。再举一个极端的例子，低促性腺素性性腺功能减退症和高促性腺素性性腺功能减退症患儿发生正常的肾上腺功能初现。

尽管青春期发育启动的具体机制仍不清楚，但是体重及其他代谢因素在信号转导通路上肯定起着一定作用，发送了信息，很可能是通过下丘脑，最终启动青春期发育。青春期发育提前与身高体重指数（BMI）增长之间的关系再次被提出，营养不良与理想的生殖功能负向相关[25-26]。青春期发育的最终目标是为生长发育储备足够的能量，照此逻辑分析，脂肪细胞信号通路对于青春期发育至关重要。有研究证明，脂肪细胞分泌的瘦素对外周身体状态与青春期发育启动中枢之间的联系起着重要调节作用。例如，瘦素缺乏的啮齿动物无法进入青春期发育，外源性给予人工重组瘦素，逆转并启动青春期发育[27]。在人类，瘦素缺乏（或者瘦素受体功能异常）的成人几乎全部患有严重的低促性腺素性性腺功能减退症[28]。

瘦素通常在白天以脉冲方式分泌，其含量与体内脂肪储备直接相关[29]。血清瘦素水平在青春期前男孩和女孩体内均较低，而后其变化趋势有着显著的性别差异：男孩体内瘦素水平于青春期中期之前升高，之后降低；而女孩瘦素水平则是在整个青春期逐渐升高，这与雌激素诱导瘦素基因的表达，而雄激素抑制瘦素合成的研究结果相一致。瘦素通过多个位点作用于 HPO 轴，对下丘脑产生刺激效应。下丘脑具有较高密度的活性最强的瘦素受体异构体，从而抑制性腺发育[30]。

有些数据表明，一定的低浓度的瘦素对于青春期发育 HPO 轴的再启动是必要的，但只靠瘦素是不足以再启动的。随着时间推移，由脂肪细胞分泌的瘦素达到一定水平后，向中枢神经系统发出信号，提示储备的能量及物质已达成人水平，从而开始青春期发育进程。与此相一致，体内需要一定量的瘦素维持卵巢正常的功能和生殖能力。在临床工作中，神经性厌食症患者由于下丘脑功能被抑制而出现继发性闭经（通常在患者体重达到理想体重的 70%时发生），她们体内瘦素水平明显低于正常健康水平，而瘦素含量又与体脂百分比有关[31]。其他下丘脑性闭经，例如与过度运动相关的闭经或功能性闭经，也与体内瘦素水平较低有关[32]。相反，肥胖代谢紊乱综合征和瘦素合成过多的患者，会出现青春期发育增快和无排卵性卵巢功能障碍。曾有研究以 8～13 岁白人女孩为研究对象（历经 4 年的监测），肥胖或者超重者体内瘦素水平较高，青春期发育启动较早：血清瘦素浓度每增加 1 ng/ml，则月经初潮年龄就会提前 1 个月[33]。

随着肾上腺功能初现、性腺功能初现以及相关类固醇激素和瘦素的增多，内分泌作用的最终结果是抑制了生长激素的分泌和胰岛素样生长因子（IGF）轴的功能。腺垂体生长激素细胞在来自下丘脑的生长素释放激素（GHRH）作用下分泌生长激素（GH），胃促生长素促进生长激素细胞合成、释放 GH，而生长抑素则起到抑制作用[34]。青春期时 GH 分泌达峰值，而后随年龄增长逐渐减少。GH 升高的率对于生长速度起着决定性作用，较高的生长激素分泌频率和幅度，会获得较快的生长速度[35]。

GH 与肝内受体相结合，合成并释放 IGF，IGF 在体内具有广泛的生长和分化作用。GH 还有维持水和电解质平衡、加速脂肪分解、促进蛋白质合成和拮抗胰岛素等作用。IGF-1 具有增强 ACTH、TSH 和 FSH/LH 对卵巢的刺激和促进代谢的作用。出生后，IGF-1 水平较低，在青春期达到峰值，而后逐渐下降，在 20 岁左右时维持在一个较稳定的水平[36]。

尽管 GH 和 IGF-1 水平升高是青春期生长突增的主要驱动因素，但是性腺激素对生长突增的作用也不容忽视。中枢性促性腺素依赖性性早熟患儿需接受长期的 GnRH 类似物治疗（导致性腺功能抑制），她们体内的 GH 和 IGF-1 水平在治疗过程中均降低[37]。相反，长期使用外源性类固醇激素治疗的特纳综合征女孩，与对照组相比，改善了生长速度、骨龄提前[38]。因此，患有性早熟和类固醇激素水平较高的相关疾病患儿，都会通过活化 GH 轴而达到出现生长突增提前，甚至在无正常青春期的 GH 增加时亦如此。

青春期的终末器官/组织反应

女性青春期发育生物学目的是获得女性特征和生殖储备能力，为了达到这一目标，最终第二性征发育至成人水平（女性乳房和阴毛的发育），内生殖器和外生殖器获得功能，骨骼发育至适于分娩的状态，体脂构成改变，大脑在雌激素的作用下，完成与社会行为、角色的转换相关的神经回路重塑。女性青春期发育通常以生长突增为首发症状，接下来会出现乳房的发育、阴毛出现，最终获得月经初潮。青春期启动、节奏具有明显的个体差异性，主要受遗传因素、环境因素和社会环境影响。对于大多数青少年而言，阴毛出现紧随乳房发育，在极少数女孩中是相反的，即阴毛出现先于乳房发育。无论哪一个体征先出现，整个发育过程是连续的。月经初潮于生长速度高峰后出现，一般发生于青春期启动后的 2.6 年。总体来说，生长加速的过程、乳房发育、阴毛出现和月经来潮总共需要大约 4.5 年的时间，波动范围为 1～6 年[39]（图 2-4）。

青春期生长突增依赖于 GH 和 IGF 的升高以及卵巢类固醇激素的分泌。人在青春期获得最多的身高增长，可达 16%～18%[40]。身高增长速度高峰通常在月经来潮前 6 个月时出现，即乳房发育和阴毛发育中期[41]。女孩身高增长速度高峰通常发生于 9～14 岁，平均为每年 9.0 cm，而男孩则是每年 10.3 cm[42]。男孩和女孩身高产生差距主要是因为，女孩较男孩提前 2 年进入青春期发育，在达到身高速度高峰之前，男孩已经获得了较高的身高，而女孩月经来潮 2 年后只继续长高 5.08～7.62 cm

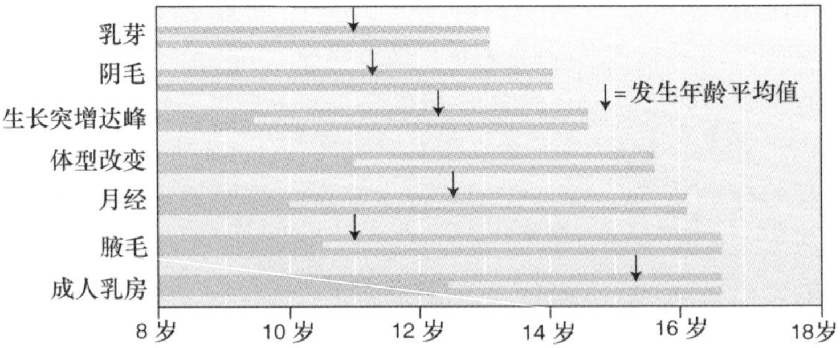

图 2-4 女性青春期里程碑历程表

(Adapted with permission from Fritz MA, Speroff L. Clinical Gynecologic Endocrinology and Infertility, 8th edition. Philadelphia: Lippincott Williams & Wilkins; 2010)

(2～3 in)[43]，最终导致男孩平均身高大于女孩。骨骼比例也发生相应改变，这是由于四肢骨长度的迅速增长，而脊柱生长较慢。并且，随着类固醇性激素的分泌水平高，导致骨骺干骺端闭合，最终青春期生长终止于成人身高。

除了身高和体重的增长外，青春期骨量的改变也是至关重要的。在生长激素、雌激素和肾上腺类固醇激素的作用下，将近一半的骨密度峰值和体内总钙量均是在 17～19 岁获得的[44-45]。在女性，骨盐的沉积高峰一般发生在身高增长速度达峰后的 9～12 个月，通常与月经来潮相伴随[46]。随着体格的增长，身体组成结构也发生改变，这是因为脂肪分布发生改变，女性体型表现在上臂、下腹部、背部以及臀部脂肪堆积。在儿童时期，BMI 的增长通常反映的是瘦体重，而 16 岁以后，其主要反映着体内脂肪的增长[47]。骨骼健康通常受很多因素影响：基因、体内钙和维生素 D 水平、营养状况、生活方式的选择（例如吸烟）、体重、BMI、体育锻炼，尤其是身体承重情况、药物使用和激素水平。骨量获得的最佳时期是青春期早期，该窗口期相对较短。

青春期发育显而易见的改变就是第二性征的发育，通常按照 1969 年 Marshall 和 Tanner 制订的青春期分期标准进行划分[48]，即 Tanner 分期，也称为性成熟率（sexual maturity rating，SMR）。SMR 主要采用 5 个时期来评估，从青春期前期的 Tanner 1 期至达成人水平的 Tanner 5 期（图 2-5 和图 2-6）。单侧乳房发育或者乳房双侧不对称发育的情况并不少见，但随着发育的进行可双侧对称或有些细微差异已很难被观察出来。与之相似，乳房发育和阴毛发育也并不是必须同步的，尽管它们的发育由紧密联系的不同的激素系统驱动（分别为性腺激素和肾上腺皮质激素相关）。

当人体骨骼系统、乳房及阴毛开始发育时，内生殖系统改变仍隐匿。在青春期前，卵巢体积不断增大，卵泡逐渐发育成熟。阴道出生时为 4 cm，在儿童期晚期增长至 7～8 cm，出生时子宫宫颈大于宫体，宫体直径约 2 cm。随着月经来潮，宫体/宫颈比值达到 1∶1，并且宫体继续生长发育直至比值达到成年水平的 3∶1 并获得生殖能力[43]。维持体内一定量的雌激素分泌，刺激子宫内膜周期性增生和脱落，这是女性青春期发育最戏剧性和社会性的重要事件。月经初潮一般发生于青春期启动和生长突增后的 2.5 年[48]。在这项经典的 Tanner 研究中，大多数女孩在月经初潮后，63% 女孩阴毛发育和 62% 的女孩乳房发育可至 Tanner 4 期水平。同一个研究表明从乳房发育至月经初潮平均大概需要 2.3 年时间，范围波动于 0.5～5.75 年。青春期发育的启动早或晚与

Tanner 1期	青春期前期	只有乳头的突出	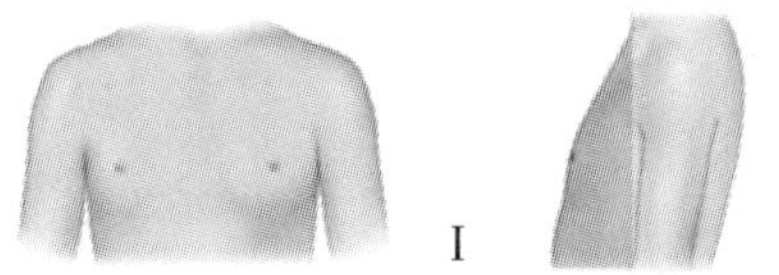
Tanner 2期	乳芽	乳晕出现，乳房及乳头突出明显	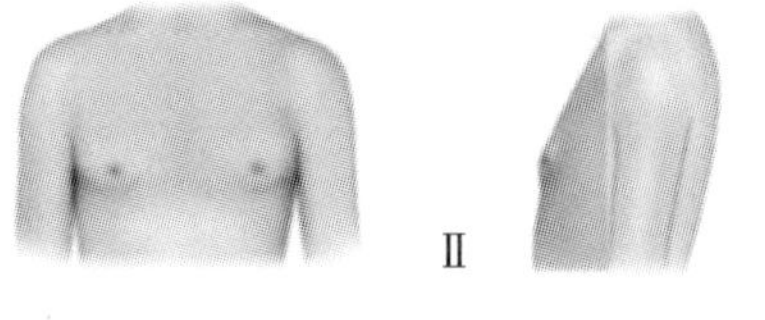
Tanner 3期		乳房和乳晕进一步扩大，两者没有明显分界	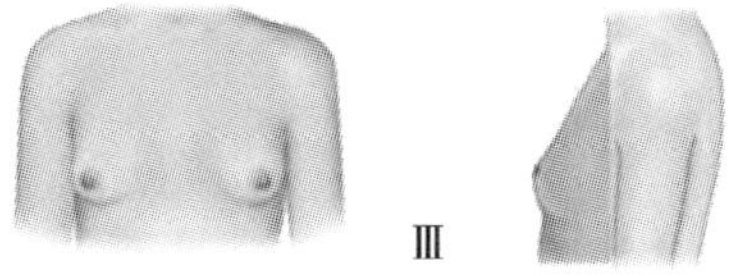
Tanner 4期		乳头及乳晕突出，并形成小山包，乳房继续增大	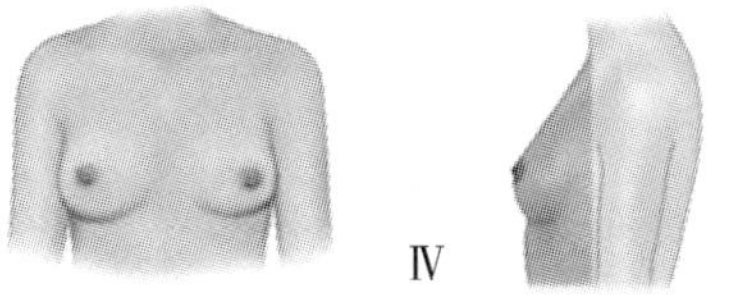
Tanner 5期	成人乳房	仅有乳头突出，乳晕融合在乳房的轮廓中	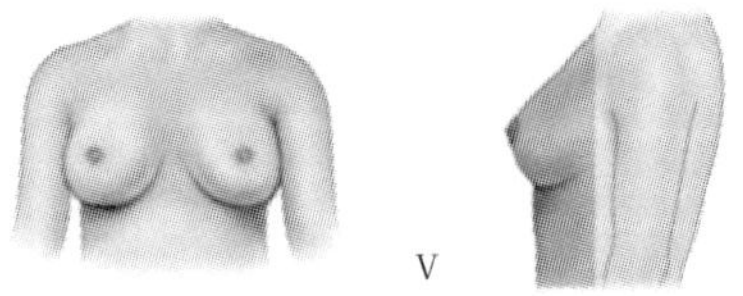

图 2-5（见书后彩图） 女性青春期乳房发育分期

[Created from data in Marshall WA，Tanner JM. Variations in pattern of pubertal changes in girls. Arch Dis Child 1969 Jun；44（235）：291-303]

里程碑事件之间所需时间间隔短或长不相关，这是基因与环境共同作用的复杂过程，每个个体在发育进程中的表现也不尽相同。

月经初潮后女性生殖周期建立，但通常为无排卵性月经周期，且此时月经量很大，月经周期性改变不稳定、不可预测。在青春期晚期、

Tanner 1期	青春期前期	阴阜上的毫毛和腹前壁上没有区别，无阴毛生长	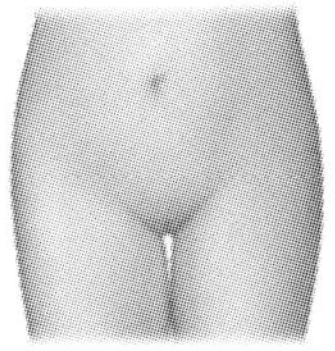 I
Tanner 2期		少量阴毛生长，毛发稀疏，几无卷曲，色浅	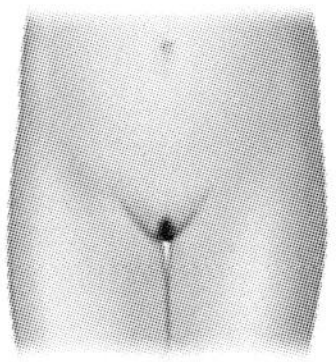 Ⅱ
Tanner 3期		毛发颜色加深、增粗，向阴唇生长	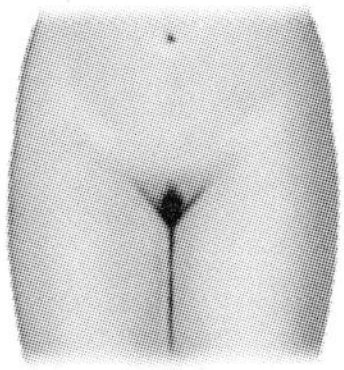 Ⅲ
Tanner 4期		初具成人阴毛生长雏形，遍布阴阜，但未达大腿内侧	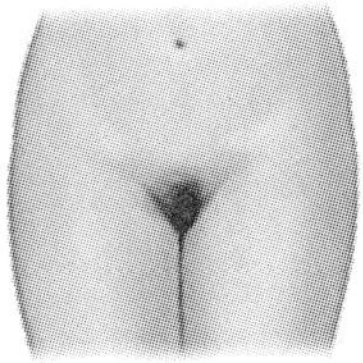 Ⅳ
Tanner 5期	阴毛分布呈成人类型	达典型成年女性阴毛分布形状	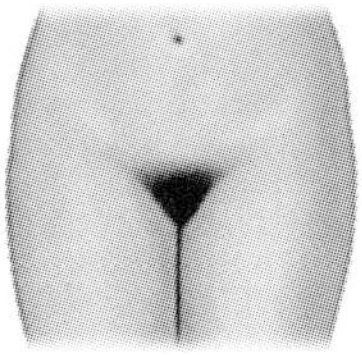 V

图 2-6（见书后彩图） 阴毛发育 Tanner 分期示意图

[Created from data in Marshall WA, Tanner JM. Variations in pattern of pubertal changes in girls. Arch Dis Child 1969 Jun; 44 (235): 291-303]

HPO轴发育成熟之前，正常月经周期的建立需要经历数年的时间[49]。无排卵性月经周期中GnRH激素分泌的具体机制尚不清楚。随着青春期发育不断进展，HPO轴逐渐建立雌激素的正反馈系统，卵巢于卵泡期晚期释放更多性腺激素，诱发LH和FSH分泌高峰，从而诱导排卵。在过去，利用氯米芬柠檬酸盐（一种雌激素拮抗剂）检测体内正反馈调节是否具备：将一定量该药品给予青春期前女孩或者围青春期女孩，短期内可以抑制促性腺素释放激素的分泌，然而对于青春期晚期女孩或者成人而言，则起到促进排卵，促进促性腺素释放激素分泌的作用（因此目前仍作为辅助生殖手段之一）[50]。在月经初潮后，有规律、可排卵的月经周期迅速增多，65%的女孩在月经来潮1年内会经历10个以上周期，而90%在3年内有规律月经[51-52]。

HPO轴的成熟主要表现在中枢神经系统与卵巢卵泡发育之间复杂的相互作用，最终形成规律排卵的月经周期（图2-7）。周期性排卵与月经周期相关内容具体见第4章。简而言之，月经周期主要包括3个阶段：

1. 卵泡期
2. 排卵期
3. 黄体期

在卵泡期早期，GnRH脉冲式分泌作用于垂体，垂体释放FSH和LH。FSH与卵泡颗粒层细胞表面表达增多的FSH受体结合，促使雄激素前体在芳香化作用下转换为雌二醇，雌二醇进一步增加卵泡周围颗粒细胞数量，从而使得FSH的作用级联放大。LH作用于卵巢间质的鞘细胞，促进鞘细胞合成雄烯二酮、睾酮、雌二醇，它们作为颗粒细胞的底物并使卵泡形成。在卵巢中，优势卵泡经过5～7天显现。较高水平的雌激素作用于子宫间质的颗粒细胞，促进子宫内膜增生。在卵泡期中期，随着抑制素（由颗粒细胞分泌，与雌激素平行分泌）分泌增多，FSH分泌也相应减低，影响促性腺素释放激素的分泌。由于优势卵泡FSH受体量多，继续对FSH产生应答；随后优势卵泡中的LH受体增多，类固醇通路开启，产生17-羟孕酮和孕酮，促进卵泡颗粒细胞的黄体化。LH分泌高峰过后，优势卵泡从卵巢分离释放，由输卵管伞端拾取，进入输卵管，以期与精子结合。但是正如我们前面所述，排卵具体机制仍未研究透彻。

排卵后月经周期进入黄体期，卵巢内黄体继续分泌孕酮及雌激素，推进子宫内膜分泌期正常进行，子宫内膜腺体增殖卷曲、基质内血管增

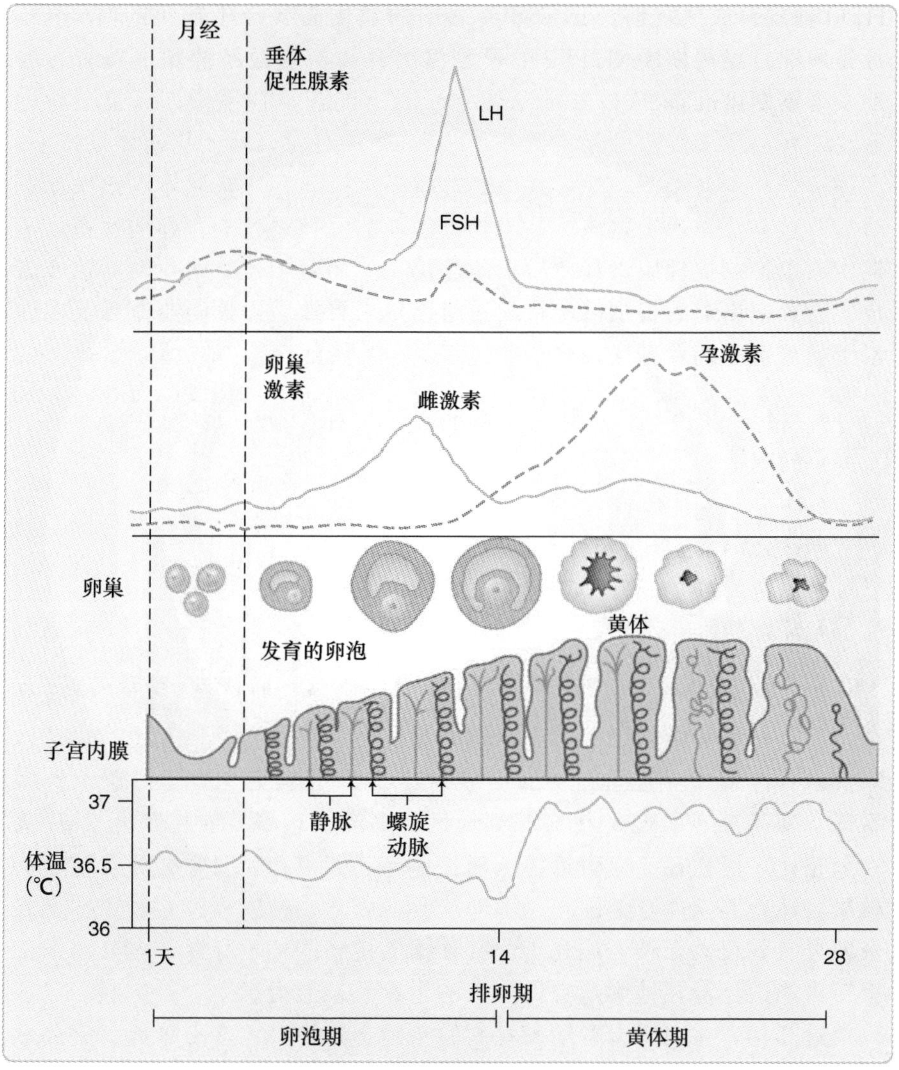

图 2-7（见书后彩图） 月经周期

LH，促黄体素；FSH，促卵泡素（Adapted with permission from Emans SJ，Laufer MR，Goldstein DP. The Physiology of Puberty. Pediatric and Adolescent Gynecology. 5 ed. Lippincott Williams & Wilkins；2005）

生，上皮细胞内糖原累积。排卵后 8～9 天，子宫内膜增殖成熟，若未发生受精，子宫内膜开始脱落。没有人绒毛膜促性腺激素的升高，黄体开始萎缩，体内雌激素、孕激素水平下降。黄体溶解的具体机制尚不清楚，但是涉及抑制素 A 分泌和类固醇合成减少。我们大致了解到人绒毛膜促性腺激素缺乏的情况下，黄体在排卵后 14 天左右开始溶解。随着体内雌激素、孕激素水平逐渐下降，子宫内膜开始坏死、凋落，形成月经来潮。在黄体晚期，FSH 开始再次升高，刺激新的卵泡发育，为下一个周期做准备。

青春期的启动及发育时程

青春期启动的精细信号转导通路仍是未解之谜，我们知道有很多因素影响着青春期发育这一复杂的过程：

- 遗传（更多细节，详情见本书“青春期基因调控”一章）
- 健康状态
- 体重，人体成分，BMI，营养状况
- 社会因素
- 地理因素
- 环境暴露

举例说明，有性早熟家族史的个体，其青春期过早启动的风险升高，并且初潮年龄与她的妈妈、姐妹相仿[1]。有研究评估发现，发达国家女孩青春期发育时间和初潮年龄约有 50%的表型变异是由于遗传因素[53]。研究表明，与居住在北纬地区、高海拔地域、农村和低 BMI 值女孩相比，居住在赤道附近、低海拔地区、城市和轻度肥胖的女孩更易较早启动青春期发育。同样，不同于其他因素，种族和民族对青春期发育差异有着很大影响。近几年，有证据支持某些环境毒素“内分泌干扰素”可能广泛潜在地影响着许多人的生育繁殖能力。

近几年，在美国青春期发育起始年龄越来越小，这一趋势引起公众注意[52]。然而对数据进行回顾性研究并不支持青春期发育年龄显著变化这一趋势，而是支持该趋势是社会标准和环境因素的改变导致。19 世纪早期，Tanner JM（上述所引用的著名青春期发育分期系统的联合开发者）在斯堪的纳维亚国家首次提出平均初潮年龄及其趋势，当时平均初潮年龄为 16～17 岁，相比于当代统计结果 12～13 岁来说发生了很大改变[39]。他的一个经典研究表明，英国女孩初潮年龄平均为 13.46 岁（根据他所建立的分期标准），范围波动于 9～16 岁[48]。一些专家批评指出，他的研究对象是孤儿院的女孩，为小样本量，并不能代表全体人口的平均水平[54]。据历史记录记载，从古罗马到中世纪欧洲，女孩平均初潮年龄为 13 岁左右，与当代研究统计年龄相似。Tanner 同样也从世界范围统计分析数据，发现青春期发育启动延后的趋势，是与所在地区经济条件和营养状况不良有关。

在 1997 年，美国儿科研究办公室以 17 000 个女孩为研究对象进行月经初潮年龄、第二性征发育的统计分析[55]。结论是月经初潮年龄提前，由 1960 年平均年龄为 12.75 岁至 1990 年的 12.5 岁，第二性征发育也较之前报道的年龄更早出现，尤其是非洲裔美国女孩。表 2-1 阐述了青春期发育种族差异的显著性，例如青春期发育开始年龄非洲裔美国女孩为 8～9 岁，白种美国女孩为 10 岁。非洲裔美国女孩乳房发育或者阴毛初现最早可提前至 6 岁，而白种美国女孩最早为 7 岁。但是该研究结果的真实性受到质疑，因为数据获得的方式众多，判断青春期发育不同时相的概念难以统一，尤其是肥胖儿童乳房发育的判断面临着考验。此外，该研究并未针对 12 岁以上女孩人群。尽管该课题研究有一定局限性，但是提醒了我们对美国女孩青春期发育提前这一趋势的关注。

数据分析来自于美国健康与营养调查机构（NHANES），通过对比 1988—1994 年和 1999—2002 年两个时间段所观察的数据，发现初潮平均年龄较前提前 2.3 个月[56]，同时发现了明显的种族差异（表 2-2）。

表 2-1　美国女孩青春期里程碑

青春期里程碑	美国非洲裔女孩	白种女孩
乳房发育		
平均年龄（岁）	8.9	10.0
6 岁（%）	6.4	2.9
12 岁（%）	98.9	96.0
阴毛初现		
平均年龄（岁）	8.8	10.5
6 岁（%）	9.5	1.4
12 岁（%）	98.8	92.2
月经初潮		
平均年龄（岁）	12.2	12.9
6 岁（%）	2.7	0.2
12 岁（%）	62.1	35.2

Data from：Herman-Giddens ME，Slora EJ，Wasserman RC，Bourdony CJ，Bhapkar MV，Koch GG，et al. Secondary sexual characteristics and menses in young girls seen in office practice：a study from the Pediatric Research in Office Settings network. Pediatrics 1997 Apr；99(4)：505-12

表 2-2 美国地区青春期里程碑的种族差异

青春期里程碑	非洲裔美国人	墨西哥裔美国人	白种人
平均年龄阴毛初现	9.5	10.3	10.5
乳房发育	9.5	9.8	10.3
月经初潮	12.1	12.2	12.7

Data from：Anderson SE，Must A. Interpreting the continued decline in the average age at menarche：results from two nationally representative surveys of U. S. girls studied 10 years apart. J Pediatr 2005 Dec；147（6）：753-60

最能体现青春期发育启动民族和种族差异的是基因遗传变异（表 2-1 和 2-2）。通过观察青春期里程碑发现，即便是将 BMI 值及社会经济影响因素调整后，研究结果仍一致提示非洲裔美国女孩青春期发育早于当地西班牙人和白种人[57-58]。该现象可能是由于内分泌遗传代谢的原因，导致非洲裔美国女孩具有较高的敏感性，其青春期发育更早。例如，相比于白种女孩，非洲裔美国女孩对葡萄糖具有较高的胰岛素反应性，该现象会导致非洲裔美国女孩体内具有较高的 IGF-1，该因子对骨骼的生长与成熟起着至关重要的作用[59]。

在过去的一个世纪中，发达国家青少年儿童青春期发育提前的主要原因是营养状态的改善和发育前期身体体重及人体成分的改变。随着 BMI 升高，初潮和第二性征出现均提前，这揭示了 BMI 达标对青春期发育诱发而言有关键性作用。瘦素和其他外周介质对人体成熟的调节作用也支持这一观点。大量科学研究表明，较高的 BMI 值与青春期提前启动有关[25,60-61]，关于 NHANES 数据的一篇综述表示同种族同年龄的 BMI 在第 85 百分位女孩月经初潮提前的可能性是第 50 百分位女孩的 2 倍[56]。BMI 值升高与青春期里程碑提前之间的具体关联尚不清楚，有可能是 BMI 对青春期进程的直接作用结果，也有可能是除了当代社会肥胖症以外的其他暴露因素所致，例如对正常内分泌功能有干扰的环境毒素[62]。

20 世纪 70 年代，Frisch 将体块对月经初潮有关键作用这一理论应用临床实践工作中，她设计了一个列表图，根据 9～13 岁这个年龄段女孩的身高和体重推算出月经初潮年龄。通过她的观察，她发现月经来潮的体脂百分率最低限值为 17％，而维持规律的生理周期所需的体脂百分率为 22％[63-64]。例如像体操运动员、芭蕾舞演员和竞跑运动员都是含有较少体脂的人群，她们常常面临青春期发育成熟、月经初潮的延迟[65]。脂肪组织也可以通过脂肪细胞中雄激素芳香化作用后产生雌激素，从而低体脂时，作用于青春期发育的雌激素总量可能就少了。尽管有这些研究数据，但是体重对月经初潮起关键作用这一理论还存在较大的争议，一些学者认为该理论将月经初潮这一复杂过程过度简单化[66]。事实上，每个个体的体重和身脂百分比在月经初潮时差异很大，Gonzalez 和 Villena 认为 Frisch 列表图具有一定偶然性，并非必然的因果关系[67]。尽管极端的身体体重及人体构成成分对青春期启动确实有一定程度的影响，但是成熟过程和相关代谢改变，并非其他什么，更可能对青春期和成年人的体脂构成有影响。

社会经济因素、生活环境、家庭组成和兄弟姐妹长幼顺序、性别，甚至父母教育都影响着青春期发育的进程。大体来说，家庭经济收入较高、教育背景较好以及社会经济情况较好的女孩，其月经初潮年龄较经济水平低下的家庭女孩提前[68]。城市生活环境相对于农村似乎与青春期月经初潮年龄提前相关[69]，此外城市家庭营养状况好且焦虑及家庭冲突少，是造成该差异的合理因素。从发展中国家收养的女孩，被收养后在富裕的社会环境中成长，青春期发育提前和性早熟发生率较高[70-71]，可能是由于她们的成长过程经历了一个从贫乏社会到富裕社会的转折[72]。尽管潜在的作用机制尚不清楚，但是青春期发育的启动和里程碑事件的发生均强烈地与女孩所正在经历的内部及表型的变化相匹配。

尽管青春期发育进程对现实环境（如充足的食物或有可选择的配偶）的应答导致进化压力，但是周围化学环境的暴露对青春期发育的影响却是当代工业社会所不期望的结果。内分泌干扰素（EDCs）存在于外界环境中、食物或者各类消费产品中，它可以干扰激素生物合成、代谢或效应，造成原本正常的新陈代谢活动、内稳态或者生殖功能紊乱。这个过程所涉及的机制有很多，包括影响雌性激素、雄性激素、甲状腺激素及过氧化物酶体增殖物激活剂受体 γ（PPAR-γ）、类视色素、类固醇合成酶、神经传导递质和许多人类与野生动物共有的保守通路[73]。一些违规代理商制造产生一大类有害分子，涉及工业、农业、塑料、燃料等领域，广泛存在于我们的周围环境中。尽管我们知道很多药剂中含具有活性的激素，也会在体内或者体外影响着青春期发育进程，但是我们仍然不知道安全范围是多少，或暴露程度为多少时会对身体造成危害，亦不知道不同年龄段暴露于同种有害分子后所带来的影响有什么区别。

两种物质被发现会影响青春期的进程，包括铅和有机卤素化合物。一个关于 1706 名年龄为 8～16 岁的女孩进行横断面调查（1988—1994 年），血中铅浓度越高，阴毛初现和初潮的可能性越低，但乳房发育不受影响。与血铅浓度在 2.1～4.9 μl/dl 的女孩相比，血铅水平在 5～

21.7 μl/dl 的女孩 80%无法达到阴毛初现这一发育标志[74]。铅被证实能通过改变成人血中促性腺素水平而影响 HPO 轴，在儿童和青少年中具有相同作用[75]。铅产品的危害性已被认知几十年，已耗费相当多的公共卫生资源尽量减少或者消除该类产品的暴露，尤其是在儿童群体中更要如此。还有很多其他内分泌干扰素未被广大群众所认识到。多溴化联苯化合物（PBBs）会导致女孩乳房早发育，这些物质通过母亲乳汁传递给女孩们，她们的母亲食用了含有高含量 PBBs 物质喂养的牛所产生的牛奶[76]。与那些没有被含有 PBBs 母乳喂养的女孩相比较而言，同样情况下暴露于 PBBs 的女孩拥有较早的月经来潮。邻苯二甲酸盐被证实与乳房早发育有关[77]。我们将青春期发育年龄提前和不孕不育患病率的增加都一致归咎于内分泌干扰污染物，尽管这些数据还不足以证实这些怀疑，而事实上这些现象的发生是与环境毒素产生越来越多的现象相一致的。许多学者设计出大数据的纵向研究去评估各种水平不同暴露物质的影响，对进一步了解生殖紊乱中 EDCs 的作用是十分有必要的。

尽管关于青春期发育提前至何种程度还在争论，但是有一点毋庸置疑，生育周期延长了。更早进入青春期，特别是当更年期也延长时，一些疾病的患病风险就相应增加。相对于成熟较晚的女孩，更早进入青春期发育的女孩，其总体心血管疾病患病风险升高，可能是因为更早启动青春期发育进程与 BMI 值上升、出现胰岛素抵抗、血压升高有关[78]。最近一个大型队列研究表明月经初潮提前确实与心血管疾病及相关死亡率有关[79]。一些研究表明月经初潮提前是乳腺癌高危因素之一，潜在的理论支持依据是：乳房接受雌激素影响的时间更长，异常和表观遗传出错的概率更高。因为乳房组织每月都经历复杂的化生改变，每次妊娠均经历戏剧性变化[80]。挪威一个大数据研究，涵盖了 58 000 名女士，表明月经初潮提前、首次生育年龄延迟以及更年期延长都与乳腺癌发病风险相关[81]。除了雌激素暴露期延长这一概念外，一些学者正在验证一个理论：青春期是一个乳房对致癌物（例如内分泌干扰物和一些雌激素类似药物）的敏感时期，可增加生命晚期患癌风险[82]。

尽管数十年来青春期提前对疾病患病风险的影响并不像表面上所看到的那样大，但是青春期提前对个人、家庭及社会的影响作用是一个极大的挑战。青春期脑部发育功能及结构的改变，是一个需长篇幅讨论的话题，复杂性已经超越了本章节所要讲述的内容，但是用一术语可能更一针见血地使这个复杂过程明晰：冒险行为。青少年的行为更加冲动和不顾后果，不良事故、自杀、不安全性行为甚至是犯罪行为的发生率更高[83]。传统上来讲，这个可以解释为“无闸赛车”，将青春期人体比喻为被贸然运行的高性能机器。然而最近研究表明，使用核磁共振功能成像技术和其他模式表明实体结构变化更加复杂，人体敏感性的提高与不成熟的认知之间的不平衡导致了这些冒险行为的发生[84]。此外，冒险行为被理论定义为社会个体的适应性进化，她们充满好奇心、寻求刺激，渴望从被家庭保护的孩童角色转换为成年人[85]。不容否认的是，当代社会背景下，青少年时期已延续至 20 岁左右，正是爱冒险的一段时间。此时青春期的到来，可能会使青少年不太适应。

总　结

青少年频繁的抱怨和忧心忡忡可能是青春期这一特殊时期很正常的现象，医疗服务人员对青春期女孩给予理解，保持敏感、不断地认知，可以很大程度上减少她们对寻常症状的焦虑。例如，因肾上腺功能初现所致的痤疮，常常会使用经典方法进行简单治疗或者与皮肤科专家联合诊治，所以给父母这些建议作指导，能够缓解担心焦虑。此外，随着月经初潮，第一年内无排卵性出血的发生是很常见的事情，故给予信心和合乎预期的处理可能会对患者及家庭有很大的帮助。最后，生长突增高峰、乳房不对称增大及其他尴尬事件的适应可能会导致各种躯体体像分裂症，所以教会父母如何评估孩子身体上的变化是十分关键的。正如许多普通女性的现实情况一样，我们逐渐认识到青春期发育过程中仍有很多谜团，相信加深对青春期发育的认识和理解将会很大程度帮助她们完成女孩向女人的转变。

参考文献

1. Fritz MA, Speroff L. Normal and abnormal growth and pubertal development. In: Fritz MA, Speroff L, editors. Clinical gynecologic endocrinology and infertility. 8th ed. Philadelphia: Lippincott Williams & Wilkins; 2011. p. 391–434.
2. Park SJ, Goldsmith LT, Weiss G. Age-related changes in the regulation of luteinizing hormone secretion by estrogen in women. Exp Biol Med (Maywood). 2002;227(7):455–64.
3. Winter JS, Faiman C, Hobson WC, Prasad AV, Reyes FI. Pituitary-gonadal relations in infancy. I. Patterns of serum gonadotropin concentrations from birth to four years of age in man and chimpanzee. J Clin Endocrinol Metab. 1975;40(4):545–51.
4. Waldhauser F, Weissenbacher G, Frisch H, Pollak A. Pulsatile secretion of gonadotropins in early infancy. Eur J Pediatr. 1981;137(1):71–4.
5. Plant TM. Hypothalamic control of the pituitary-gonadal axis in higher primates: key advances over the last two decades. J Neuroendocrinol. 2008;20(6):719–26.
6. Plant TM. Puberty in primates. In: Knobil E, Neill JD, editors. The physiology of reproduction.

2nd ed. New York: Raven; 1994. p. 453–85.
7. Campbell B. Adrenarche and the evolution of human life history. Am J Hum Biol. 2006;18(5):569–89.
8. Belchetz PE, Plant TM, Nakai Y, Keogh EJ, Knobil E. Hypophysial responses to continuous and intermittent delivery of hypopthalamic gonadotropin-releasing hormone. Science. 1978;202(4368):631–3.
9. Apter D, Butzow TL, Laughlin GA, Yen SS. Gonadotropin-releasing hormone pulse generator activity during pubertal transition in girls: pulsatile and diurnal patterns of circulating gonadotropins. J Clin Endocrinol Metab. 1993;76(4):940–9.
10. Conte FA, Grumbach MM, Kaplan SL. A diphasic pattern of gonadotropin secretion in patients with the syndrome of gonadal dysgenesis. J Clin Endocrinol Metab. 1975;40(4):670–4.
11. Mitsushima D, Hei DL, Terasawa E. gamma-Aminobutyric acid is an inhibitory neurotransmitter restricting the release of luteinizing hormone-releasing hormone before the onset of puberty. Proc Natl Acad Sci U S A. 1994;91(1):395–9.
12. El Majdoubi M, Sahu A, Ramaswamy S, Plant TM. Neuropeptide Y: a hypothalamic brake restraining the onset of puberty in primates. Proc Natl Acad Sci U S A. 2000;97(11):6179–84.
13. Plant TM, Gay VL, Marshall GR, Arslan M. Puberty in monkeys is triggered by chemical stimulation of the hypothalamus. Proc Natl Acad Sci U S A. 1989;86(7):2506–10.
14. Seminara SB, Messager S, Chatzidaki EE, Thresher RR, Acierno Jr JS, Shagoury JK, et al. The GPR54 gene as a regulator of puberty. N Engl J Med. 2003;349(17):1614–27.
15. Teles MG, Bianco SD, Brito VN, Trarbach EB, Kuohung W, Xu S, et al. A GPR54-activating mutation in a patient with central precocious puberty. N Engl J Med. 2008;358(7):709–15.
16. Shahab M, Mastronardi C, Seminara SB, Crowley WF, Ojeda SR, Plant TM. Increased hypothalamic GPR54 signaling: a potential mechanism for initiation of puberty in primates. Proc Natl Acad Sci U S A. 2005;102(6):2129–34.
17. Marshall JC, Dalkin AC, Haisenleder DJ, Griffin ML, Kelch RP. GnRH pulses—the regulators of human reproduction. Trans Am Clin Climatol Assoc. 1993;104:31–46.
18. Burstein S, Schaff-Blass E, Blass J, Rosenfield RL. The changing ratio of bioactive to immunoreactive luteinizing hormone (LH) through puberty principally reflects changing LH radioimmunoassay dose-response characteristics. J Clin Endocrinol Metab. 1985;61(3):508–13.
19. Bergada I, Bergada C, Campo S. Role of inhibins in childhood and puberty. J Pediatr Endocrinol Metab. 2001;14(4):343–53.
20. Sehested A, Juul AA, Andersson AM, Petersen JH, Jensen TK, Muller J, et al. Serum inhibin A and inhibin B in healthy prepubertal, pubertal, and adolescent girls and adult women: relation to age, stage of puberty, menstrual cycle, follicle-stimulating hormone, luteinizing hormone, and estradiol levels. J Clin Endocrinol Metab. 2000;85(4):1634–40.
21. Messinis IE. Ovarian feedback, mechanism of action and possible clinical implications. Hum Reprod Update. 2006;12(5):557–71.
22. Foster CM, Phillips DJ, Wyman T, Evans LW, Groome NP, Padmanabhan V. Changes in serum inhibin, activin and follistatin concentrations during puberty in girls. Hum Reprod. 2000;15(5):1052–7.
23. Palmert MR, Hayden DL, Mansfield MJ, Crigler Jr JF, Crowley Jr WF, Chandler DW, et al. The longitudinal study of adrenal maturation during gonadal suppression: evidence that adrenarche is a gradual process. J Clin Endocrinol Metab. 2001;86(9):4536–42.
24. Auchus RJ. The physiology and biochemistry of adrenarche. Endocr Dev. 2011;20:20–7.
25. Rosenfield RL, Lipton RB, Drum ML. Thelarche, pubarche, and menarche attainment in children with normal and elevated body mass index. Pediatrics. 2009;123(1):84–8.
26. Vigersky RA, Andersen AE, Thompson RH, Loriaux DL. Hypothalamic dysfunction in secondary amenorrhea associated with simple weight loss. N Engl J Med. 1977;297(21):1141–5.
27. Farooqi IS. Leptin and the onset of puberty: insights from rodent and human genetics. Semin Reprod Med. 2002;20(2):139–44.
28. Khan SM, Hamnvik OP, Brinkoetter M, Mantzoros CS. Leptin as a modulator of neuroendocrine function in humans. Yonsei Med J. 2012;53(4):671–9.
29. Martos-Moreno GA, Chowen JA, Argente J. Metabolic signals in human puberty: effects of over and undernutrition. Mol Cell Endocrinol. 2010;324(1–2):70–81.
30. Moschos S, Chan JL, Mantzoros CS. Leptin and reproduction: a review. Fertil Steril.

2002;77(3):433–44.
31. Di CC, Tommaselli GA, De FE, Pisano G, Nasti A, Bifulco G, et al. Menstrual status and serum leptin levels in anorectic and in menstruating women with low body mass indexes. Fertil Steril. 2002;78(2):376–82.
32. Ahima RS, Prabakaran D, Mantzoros C, Qu D, Lowell B, Maratos-Flier E, et al. Role of leptin in the neuroendocrine response to fasting. Nature. 1996;382(6588):250–2.
33. Matkovic V, Ilich JZ, Skugor M, Badenhop NE, Goel P, Clairmont A, et al. Leptin is inversely related to age at menarche in human females. J Clin Endocrinol Metab. 1997;82(10): 3239–45.
34. Giustina A, Veldhuis JD. Pathophysiology of the neuroregulation of growth hormone secretion in experimental animals and the human. Endocr Rev. 1998;19(6):717–97.
35. Hindmarsh PC, Matthews DR, Stratton I, Pringle PJ, Brook CG. Rate of change (modulation) of serum growth hormone concentrations is a more important factor in determining growth rate than duration of exposure. Clin Endocrinol (Oxf). 1992;36(2):165–70.
36. Mauras N, Rogol AD, Haymond MW, Veldhuis JD. Sex steroids, growth hormone, insulin-like growth factor-1: neuroendocrine and metabolic regulation in puberty. Horm Res. 1996; 45(1–2):74–80.
37. Attie KM, Ramirez NR, Conte FA, Kaplan SL, Grumbach MM. The pubertal growth spurt in eight patients with true precocious puberty and growth hormone deficiency: evidence for a direct role of sex steroids. J Clin Endocrinol Metab. 1990;71(4):975–83.
38. Ross JL, Long LM, Skerda M, Cassorla F, Kurtz D, Loriaux DL, et al. Effect of low doses of estradiol on 6-month growth rates and predicted height in patients with Turner syndrome. J Pediatr. 1986;109(6):950–3.
39. Tanner JM. Growth at adolescence. Oxford: Blackwell Scientific; 1962.
40. Abbassi V. Growth and normal puberty. Pediatrics. 1998;102(2 Pt 3):507–11.
41. Biro FM, Huang B, Crawford PB, Lucky AW, Striegel-Moore R, Barton BA, et al. Pubertal correlates in black and white girls. J Pediatr. 2006;148(2):234–40.
42. Tanner JM, Davies PS. Clinical longitudinal standards for height and height velocity for North American children. J Pediatr. 1985;107(3):317–29.
43. Emans SJ, Laufer MR, Goldstein DP. The physiology of puberty. In: Emans SJ, Laufer MR, editors. Pediatric and adolescent gynecology. 5th ed. Philadelphia: Lippincott Williams & Wilkins; 2005.
44. Bonjour JP, Theintz G, Buchs B, Slosman D, Rizzoli R. Critical years and stages of puberty for spinal and femoral bone mass accumulation during adolescence. J Clin Endocrinol Metab. 1991;73(3):555–63.
45. Weaver CM. Adolescence: the period of dramatic bone growth. Endocrine. 2002;17(1):43–8.
46. McKay HA, Bailey DA, Mirwald RL, Davison KS, Faulkner RA. Peak bone mineral accrual and age at menarche in adolescent girls: a 6-year longitudinal study. J Pediatr. 1998;133(5):682–7.
47. Maynard LM, Wisemandle W, Roche AF, Chumlea WC, Guo SS, Siervogel RM. Childhood body composition in relation to body mass index. Pediatrics. 2001;107(2):344–50.
48. Marshall WA, Tanner JM. Variations in pattern of pubertal changes in girls. Arch Dis Child. 1969;44(235):291–303.
49. World Health Organization multicenter study on menstrual and ovulatory patterns in adolescent girls. II. Longitudinal study of menstrual patterns in the early postmenarcheal period, duration of bleeding episodes and menstrual cycles. World Health Organization Task Force on Adolescent Reproductive Health. J Adolesc Health Care. 1986;7(4):236–44.
50. Wentz AC, Jones GS. Prognosis in primary amenorrhea. Fertil Steril. 1978;29(6):614–21.
51. Legro RS, Lin HM, Demers LM, Lloyd T. Rapid maturation of the reproductive axis during perimenarche independent of body composition. J Clin Endocrinol Metab. 2000;85(3): 1021–5.
52. Lemonick MD, Fowler D, Grace J, Jones A, Thompson D. Teens before their time. Time. 2000;156:66–73.
53. Towne B, Czerwinski SA, Demerath EW, Blangero J, Roche AF, Siervogel RM. Heritability of age at menarche in girls from the Fels Longitudinal Study. Am J Phys Anthropol. 2005;128(1):210–9.
54. Bullough VL. Age at menarche: a misunderstanding. Science. 1981;213(4505):365–6.

55. Herman-Giddens ME, Slora EJ, Wasserman RC, Bourdony CJ, Bhapkar MV, Koch GG, et al. Secondary sexual characteristics and menses in young girls seen in office practice: a study from the Pediatric Research in Office Settings network. Pediatrics. 1997;99(4):505–12.
56. Anderson SE, Must A. Interpreting the continued decline in the average age at menarche: results from two nationally representative surveys of U.S. girls studied 10 years apart. J Pediatr. 2005;147(6):753–60.
57. Wu T, Mendola P, Buck GM. Ethnic differences in the presence of secondary sex characteristics and menarche among US girls: the Third National Health and Nutrition Examination Survey, 1988-1994. Pediatrics. 2002;110(4):752–7.
58. Sun SS, Schubert CM, Chumlea WC, Roche AF, Kulin HE, Lee PA, et al. National estimates of the timing of sexual maturation and racial differences among US children. Pediatrics. 2002;110(5):911–9.
59. Wong WW, Copeland KC, Hergenroeder AC, Hill RB, Stuff JE, Ellis KJ. Serum concentrations of insulin, insulin-like growth factor-I and insulin-like growth factor binding proteins are different between white and African American girls. J Pediatr. 1999;135(3):296–300.
60. Adair LS, Gordon-Larsen P. Maturational timing and overweight prevalence in US adolescent girls. Am J Public Health. 2001;91(4):642–4.
61. Kaplowitz PB, Slora EJ, Wasserman RC, Pedlow SE, Herman-Giddens ME. Earlier onset of puberty in girls: relation to increased body mass index and race. Pediatrics. 2001;108(2):347–53.
62. Biro FM, Greenspan LC, Galvez MP. Puberty in girls of the 21st century. J Pediatr Adolesc Gynecol. 2012;25(5):289–94.
63. Frisch RE. A method of prediction of age of menarche from height and weight at ages 9 through 13 years. Pediatrics. 1974;53(3):384–90.
64. Frisch RE, McArthur JW. Menstrual cycles: fatness as a determinant of minimum weight for height necessary for their maintenance or onset. Science. 1974;185(4155):949–51.
65. Warren MP, Perlroth NE. The effects of intense exercise on the female reproductive system. J Endocrinol. 2001;170(1):3–11.
66. Trussell J. Statistical flaws in evidence for the Frisch hypothesis that fatness triggers menarche. Hum Biol. 1980;52(4):711–20.
67. Gonzales GF, Villena A. Critical anthropometry for menarche. J Pediatr Adolesc Gynecol. 1996;9(3):139–43.
68. Karapanou O, Papadimitriou A. Determinants of menarche. Reprod Biol Endocrinol. 2010;8:115.
69. Padez C. Social background and age at menarche in Portuguese university students: a note on the secular changes in Portugal. Am J Hum Biol. 2003;15(3):415–27.
70. Proos LA, Hofvander Y, Tuvemo T. Menarcheal age and growth pattern of Indian girls adopted in Sweden. I. Menarcheal age. Acta Paediatr Scand. 1991;80(8–9):852–8.
71. Proos LA, Hofvander Y, Tuvemo T. Menarcheal age and growth pattern of Indian girls adopted in Sweden. II. Catch-up growth and final height. Indian J Pediatr. 1991;58(1):105–14.
72. Virdis R, Street ME, Zampolli M, Radetti G, Pezzini B, Benelli M, et al. Precocious puberty in girls adopted from developing countries. Arch Dis Child. 1998;78(2):152–4.
73. Diamanti-Kandarakis E, Christakou C, Marinakis E. Phenotypes and environmental factors: their influence in PCOS. Curr Pharm Des. 2012;18(3):270–82.
74. Wu T, Buck GM, Mendola P. Blood lead levels and sexual maturation in U.S. girls: the Third National Health and Nutrition Examination Survey, 1988-1994. Environ Health Perspect. 2003;111(5):737–41.
75. Wang RY, Needham LL, Barr DB. Effects of environmental agents on the attainment of puberty: considerations when assessing exposure to environmental chemicals in the National Children's Study. Environ Health Perspect. 2005;113(8):1100–7.
76. Blanck HM, Marcus M, Tolbert PE, Rubin C, Henderson AK, Hertzberg VS, et al. Age at menarche and tanner stage in girls exposed in utero and postnatally to polybrominated biphenyl. Epidemiology. 2000;11(6):641–7.
77. Colon I, Caro D, Bourdony CJ, Rosario O. Identification of phthalate esters in the serum of young Puerto Rican girls with premature breast development. Environ Health Perspect. 2000;108(9):895–900.
78. Remsberg KE, Demerath EW, Schubert CM, Chumlea WC, Sun SS, Siervogel RM. Early menarche and the development of cardiovascular disease risk factors in adolescent girls: the

Fels Longitudinal Study. J Clin Endocrinol Metab. 2005;90(5):2718–24.
79. Lakshman R, Forouhi NG, Sharp SJ, Luben R, Bingham SA, Khaw KT, et al. Early age at menarche associated with cardiovascular disease and mortality. J Clin Endocrinol Metab. 2009;94(12):4953–60.
80. Kelsey JL, Gammon MD, John EM. Reproductive factors and breast cancer. Epidemiol Rev. 1993;15(1):36–47.
81. Horn J, Asvold BO, Opdahl S, Tretli S, Vatten LJ. Reproductive factors and the risk of breast cancer in old age: a Norwegian cohort study. Breast Cancer Res Treat. 2013;139(1):237–43.
82. Betancourt AM, Wang J, Jenkins S, Mobley J, Russo J, Lamartiniere CA. Altered carcinogenesis and proteome in mammary glands of rats after prepubertal exposures to the hormonally active chemicals bisphenol a and genistein. J Nutr. 2012;142(7):1382S–8.
83. Scott ES. Judgement and reasoning in adolescent decisionmaking. Villanova Law Rev. 1992;37(6):1607–69.
84. Casey B, Jones RM, Somerville LH. Braking and accelerating of the adolescent brain. J Res Adolesc. 2011;21(1):21–33.
85. Hochberg Z, Belsky J. Evo-devo of human adolescence: beyond disease models of early puberty. BMC Med. 2013;11:113.

第3章
青春期基因调控

Genetics of Puberty

Judith Sanchez　著
田媛媛　译　巩纯秀　审校

摘要

青春期发育进程中遗传起到决定作用。例如基因 *KISS1* 和 *TAC3* 是在研究低促性腺素性性腺功能减退症特殊病例时发现的基因，并且被认为在正常青春期发育调控中起着重要作用。*MKRN3* 是在研究中枢性性早熟中发现的基因，是目前为止最新发现的与青春期发育相关的基因。全基因组关联研究在其他基因组方面也取得了突破，如 *LIN28B* 是一个作用于青春期进程的基因。本章节将会讨论先前已发现的基因和它们在正常青春期发育过程中的作用。

关键词

遗传学・青春期・青春期时程・瘦素・吻素・*KISS1*・*KISS1R*・中枢性性早熟・GnRH・神经激肽 B・NKB・NKR3・*TAC3*・*TACR3*・*MKRN3*・*LIN28B*・单核苷酸多态性・全基因组关联研究・低促性腺素性性腺功能减退症・下丘脑

J. Sanchez (✉)
Department of Obstetrics and Gynecology, Gardner Family Health Network,
195 East Virginia St, San Jose, San Jose, CA 95112, USA
e-mail:jsanchez@gfhn. org

J. E. Dietrich (ed.), *Female Puberty: A Comprehensive Guide for Clinicians*,
DOI 10. 1007/978-1-4939-0912-4 _ 3, © Springer Science+Business Media New York 2014

引 言

许多因素影响着青春期发育，包括营养、社会经济、社会环境和地理环境[1]。然而通过证明月经初潮年龄在母亲与女儿、双胞胎姐妹、堂（表）姐妹之间大致相仿的研究，我们得出遗传是影响青春期发育最主要原因这一结论[2]。但是，遗传度的范围仅仅波动于50%～80%[2-4]。

最近在青春期基因研究方面突破颇多，我们将会在本章节详细叙述。很多研究将月经初潮当成女性青春期启动征象，尽管它并不是青春期发育最先出现的体征。乳房发育是女性青春期发育首先出现的第二性征[5]，并且它与月经来潮受同一组基因调控，因此可将月经初潮作为确定青春期发育启动的替代指标[6-7]。此外，月经初潮年龄很容易记住并被回忆起来[8]，所以月经初潮常被用作青春期发育启动的指标。

瘦素和青春期

女孩体重常常被认为与初潮年龄有关。在工业革命时期，随着营养水平提高和体重增长，初潮年龄逐渐提前。Frisch 和 Revelle[9]甚至提出过初潮发生的体重临界值为48kg。在20世纪90年代，发现瘦素及其对体重的影响，自然而然就将瘦素与青春期联系起来。

瘦素是青春期发育不可或缺的，若基因 *LEP*/*LEPR* 缺陷则会导致性腺功能减退；然而它更像起到一个“允许”作用[10]。研究并未发现瘦素基因与初潮年龄相关性[11-12]。最初的假设是瘦素会通过调节吻素（kisspeptin）这一生殖轴重要的调节因子而影响青春期发育（吻素的作用在接下文中会详细叙述），瘦素受体高表达于下丘脑弓状核，包括 kisspeptin 神经元[13-16]，并且瘦素缺乏的小鼠在给予瘦素后可诱发其青春期发育和提高 *KISS1* 的表达[13]。然而，瘦素受体基因（*LepR*）敲除的小鼠，即瘦素受体被选择性地从 kisspeptin 神经元上敲除的小鼠，可以拥有正常的青春期发育和生育能力，这些表明瘦素对 kisspeptin 神经元的作用不是青春期发育所必需的[17]。进一步研究表明，瘦素在 kisspeptin 神经元的信号转导水平升高是在青春期发育完成后[18]，因此瘦素对青春期的作用可能与基因无关。

Kisspeptin：不只是 *KISS1*

KISS1R（后被发现是 *GPRF54*）是由 de Roux 等学者在 2003 年后半年研究一个特殊家庭时发现的首个被认为对青春期发育重要的基因[19]。在巴黎，一个 20 岁年轻男孩因为青春期发育延迟就诊于他们的诊所，以小睾丸、小阴茎、身矮以及骨龄落后为主要表现。他们家庭谱系中 3/4 的兄弟和 1/3 的姐妹有同样的临床表型（其中一个姐妹胸部部分发育，且只有在 16 岁那年来过一次月经）。患者父母是一级表兄妹，两人青春期发育正常。患病家庭成员中男性的睾酮水平较低，女性则雌激素水平较低。所有受累家庭成员促性腺素释放激素水平偏低，且 GnRH 激发试验反应迟钝。进行全组基因分析并绘图后，结果揭示家族中这些患者都有位于 19 号染色体短臂 3 区（19p3）上的 *KISS1R* 基因纯合子缺失变异，导致该家族特发性低促性腺素性性腺功能减退症(IHH)[19]。

与此同时，大家只知道 *KISS1R* 基因是编码 G 蛋白偶联受体的基因，该受体与 *KISS1* 编码的 kisspeptin 相结合[20-21]。*KISS1* 曾被认为是肿瘤转移抑制基因，其编码的蛋白质起初命名为转移抑制素(metastain)[22]（但现在倾向于称之为 kisspeptin，因为其远期作用超过了转移作用。相似地，KISS1R 现在被称为 GPR54[23]。所有术语指向了 KISS1 被首次发现的地方——美国宾夕法尼亚州的好时小镇[22]）。Kisspeptin 在细胞动员、活化[20]与增殖[21]，以及滋养层细胞的迁移中起重要作用[24]。*KISS1* mRNA 在胎盘和大脑（主要位于下丘脑和基底核[25]）中普遍存在。因为已知 kisspeptin 的活性，kisspentin 及 KISS1R 复合物曾一度被认为在 GnRH 神经元迁移过程占有重要作用，即与嗅觉缺失性低促性腺素性腺功能减退症（即 Kallman 综合征）的病生理机制相似[19]。然而，此观点不久后被证实是错误的。

一个较庞大的阿拉伯家族去波士顿找到 Seminara 及她的同事寻求生育治疗方法[26]。该家族与 de Roux 等学者曾经研究过的家族相似，是 3 对表亲婚配再繁育。他们共有 19 个子女，6 个患有 IHH（4 男，2 女），他们的基因检测提示 *KISS1R* 基因纯合变异。这些基因变异均表现为 KISS1R 功能缺失，260 个非受累家族成员和正常对照中，均无该基因变异。Seminara 和她的小组[26]计划性敲除小鼠 *KISS1R* 基因，敲除后的小鼠表现类似于 IHH，该临床表现为性成熟缺乏和促性腺素低水平。值得注意的是被敲除了基因的小鼠的下丘脑拥有正常数目的 GnRH 神经元，因此揭示先前由 de Roux 提出神经元迁移理论是错误的。新的理论是 kisspeptin/KISS1R 复合物在下丘脑水平调节 GnRH 释放，起到青春期发育“守门人”（gatekeeper）的作用[26]。

动物实验研究支持这个新的假设，kisspeptin 与 KISS1R 受体结合后有力调控 GnRH 分泌[27]。在大鼠和猴子体内实验中，输注少量的 kisspeptin 诱导 GnRH 大量释放[27-28]，并且在青春期时下丘脑 *KISS1* 和 *KISS1R* 表达戏剧性升高[27,29]。

在 2008 年，在此突破之后，一个被收养的 8 岁女孩就诊于圣保罗市内分泌科进行性早熟评估。她自出生后即有乳房发育，至就诊时达 Tanner 4 期，阴毛发育至 2 期，按 Greulich 和 Pyle 方法评估骨龄为 11 岁。雌激素水平升高，促性腺激素水平处于青春期前，对 GnRH 试验无反应，骨盆和头颅影像检查结果正常。按特发性中枢性性早熟治疗使用了 GnRH 类似物，治疗反应良好。该患者基因组测序提示 *KISS1R* 基因杂合变异，该变异在 150 个无亲缘关系的正常对照，和另外 53 个无亲缘关系的特发性性早熟对照中都未发现。功能性分析提示该变异降低 KISS1R 受体的易感性，导致 kisspeptin 激活反应被延长，GnRH 脉冲幅度增加。*KISS1R* 突变为常染色体显性激活突变引起了该患者的中枢性性早熟[30]。

这些标志性研究表明 kisspeptin 通过激活 GnRH 脉冲式分泌而介导青春期发育的启动。后来的研究评价了 kisspeptin 与其他下丘脑弓状核中肽类活性之间的相互作用（图 3-1）。

神经激肽 B 和 *TAC3*

神经激肽 B（NKB）是速肽类家族其中一员，是一组兴奋性肽类神经递质[31-32]。NKB 及其受体 NKR3 分别由基因 *TAC3* 和 *TACR3* 编码[33-34]。

在 2009 年，Topaloglu 等[35]和其同事研究 9 个同血缘的土耳其家族，该家族有多名成员患 IHH。应用全基因组分析，他们发现 *TAC3* 或者 *TACR3* 基因失功能变异可能与该家族 IHH 有关。进一步研究发现，携带该杂合基因的人未患病，此基因突变在 100 个正常对照中未被发现，表明该基因突变为常染色体隐性遗传。所有携带 *TAC3*/*TACR3*

图 3-1　吻素、神经激肽 B 和强啡肽（KNDy）神经元分泌示意图

KNDy 神经元分泌吻素（K）和神经激肽 B（NKB），两者是激活 GnRH 神经元、启动发起青春期发育的脉冲式分泌所必需的分子。Dy，强啡肽；NKR3，神经激肽受体 3；KISS1R，吻素受体 1；GnRH，促性腺素释放激素；GnRHR，促性腺素释放激素受体；LH，促黄体素；FSH 促卵泡素

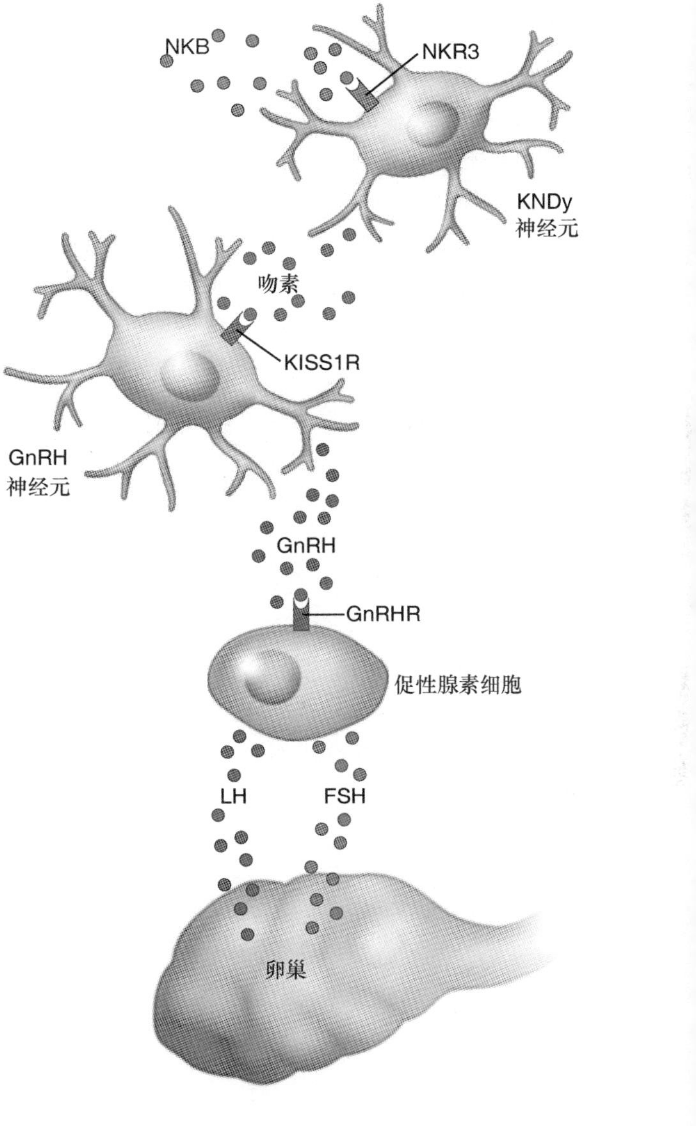

纯合突变的患者均表现为青春期发育延迟、性腺功能减退。实验室检查显示性激素水平较低，促性腺素处于青春期前水平，GnRH 激发试验反应迟钝。受累女性表现为闭经，无乳房自然发育。受累男性则表现为小阴茎、隐睾。该研究发现 NKB 是青春期发育重要启动因子[35]。

Gianetti 等人[36]在 2010 年报道过 NKB 基因通路突变是引起性腺功能减退的一个相对普遍的原因，将近 5% IHH 患儿为该基因突变，且这些患儿表型多样。16 个携带 *TACR3* 基因变异的男性患者中，15 例患儿有小阴茎，2 例有隐睾，所有受累女性则无乳房发育和月经初潮。

携带 *TAC3* 或 *TACR3* 突变的 7 名男性和 5 名女性在终止治疗（大多数应用性激素替代治疗）后进行评估：其中 6 名男性表现出性腺功能减退的可逆性，3 名男性用雄激素治疗时表现为睾丸体积明显增大，2 名男性停药后获得生育能力。4 名 *TAC3* 突变的女性拥有月经初潮，其中 2 名女性在未接受生殖技术情况下自然受孕。新生儿期已经证明了有严重性腺功能减退，而这些患儿在治疗后又发生逆转，这一证据表明 NKB/NKR3 复合物在生殖发育过程中发挥了不同作用[36]。Young 等人研究发现向 *TAC3* 和 *TACR3* 基因突变患者脉冲式输注 GnRH 后男性血 LH 水平、睾酮水平恢复正常，可诱发女性排卵、受孕，并且能正常孕育婴儿[37]。将该研究结果与 Gianetti 的研究所得结合来看，提示 *TAC3* 和 *TACR3* 基因突变导致下丘脑水平的缺陷，并非腺垂体或者性腺本身缺陷。

到目前为止全球报道的携带 *TAC3* 和 *TACR3* 基因突变患者将近 40 名，分散于世界各地、各个民族[35-38]。这些报道表明 NKB/NKR3 复合物是青春期发育启动的重要组成部分，控制着促性腺素的分泌[32]。NKB 通路上哪处基因突变导致 GnRH 分泌缺陷、最终导致 IHH 尚不明确[39]。然而，研究发现 NKB 与 kisspeptin 由位于下丘脑弓状核的同一种神经元合成分泌[40-42]。几乎该类神经元全都表达雌激素和孕酮受体，所以它们更像是在性激素分泌后对 GnRH 神经元负反馈调节中起重要作用，不仅是青春期发育的重要组成部分，它们还是生殖功能的重要保障[40]。但是，仍需要其他研究阐明 NKB 在促性腺素轴中的确切作用。

MKRN3：青春期发育的“闸门”?

Abreu 等[43]最近发现 *MKRN3* 可能是青春期发育的另一重要基因。一方面，他们对 15 个患有中枢性性早熟家庭进行家族性研究，通过全外显子组测序得到与 *MKNR3* 关联。发现该基因突变与家庭性中枢性性早熟相关。*MKRN3* 为父系表达、母系印记的基因，编码 makorin 环指蛋白 3[44]。*MKRN3* 是位于 15 号染色体 15q11. 2 上的无内含子基因[45]，参与细胞信号转导和泛素化过程[46]。然而，它具体的功能及突变如何导致中枢性性早熟的机制尚不明确[43]。

另一方面，Abreau 及其同事研究包括了测定 HH 小鼠下丘脑弓状核中 *Mkrn3* mRNA 水平[43]，在 HH 小鼠下丘脑弓状核中，也表达一些已知对青春期发育启运重要的基因，如 *Kiss1* 和 *Tac2*[47]。并且，研究人员发现在青春期发育启动时期 *Kiss1* 和 *Tac2* 开始升高的同时，*Mkrn3* 水平下降[48-49]。

MKRN3 基因缺陷可诱导青春期发育过早启动（即中枢性性早熟），且在青春期降低表达，这些都表明相比于青春期启动时的高表达基因 *KISS1* 和 *TAC3*，*MKRN3* 起到抑制青春期发育的作用[43]。

LIN28B 和其他基因

自人类基因组测序计划完成后，全基因组关联研究获得普遍赞誉，因为该方法能够识别单核苷酸基因多态性与疾病的关系，而且通常由一个大样本量（成千上万）研究获得。

He 和他的同事[50]对 17 438 名女性（2287 名来源于护士健康中心，15 151 名来自女性基因组健康中心）进行初潮年龄的首个全关联组基因研究，发现两个十分明确的位点，一个位点定位在 6q21 的 *LIN28B* 附近或者该 *LIN28B* 基因内部，另一位点则是位于 9q31. 2 上。其他独立基因关联研究确定 *LIN28B* 基因与月经初潮年龄相关[50-53]，该基因所在位点也被 Perry 及其同事证实。

Ong 等[51]学者发现 *LIN28B* 也与月经初潮年龄提前 0. 12 年、更早的女孩乳房发育、男孩更早变声甚至更早的阴毛发育相关，并且与女孩和男孩身高生长加速、成人时期身高较矮相关[51]（月经提前与成年身高较矮相关联已被证实，由于雌激素较早暴露，骨骺提前闭合所致[54]）。另一个与 *LIN28B* 基因的常见变异关联的是青春期发育提前，在青春期阶段和成人中期导致 BMI 持续升高，该现象仅出现于女性[55]。Perry 等人也发现该基因与月经初潮年龄和 BMI/身高的增长相关。身高[54]和体重[56]均早已表现出与初潮年龄相关。Sulem 也发现 *LIN28B* 与 BMI 增长和月经早有关[52-53]，通过对人群研究已经被证实该基因与 BMI、青春期年龄具有相关性[56]。

然而这两个基因（*LIN28B* 和 9q31. 2）只能阐述 0. 6％的初潮年龄差异性[50]。Elks 等人[57]进一步的基因组关联研究确证了其他 30 个基因。在对 87 000 名女性进行的一项 32 个基因组关联研究的 meta 分析中发现[57]，*LIN28B* 和 9q31. 2 是最有意义的 2 个位点，然而其他 30 个新的变异，或者单核苷酸多态性也已经被确认。在这些新的位点中，4 个基因此前被确定与儿童肥胖密切相关（在 *FTO*/*SEC16B*/*TRA2B* 和 *TMEM18* 基因上或其附近），3 个靠近或位于与能量平衡有关基因的位点（*BSX*，*CRTC1* 和 *MCHR2*），另外 3 个基因临近或位于与激素调节相关基因位点（*INHBA*，*PCSK2* 和 *RXRG*）[57]。

最强的新发现的月经初潮的信号基因位于 *INHBA* 下游，*INHBA* 编码抑制素 βA 亚基。抑制素 A 是女性生殖激素之一，由 α 亚单位和 βA 亚单位组成，为一种异二聚体[58]。抑制素 A 由卵巢颗粒细胞合成分泌，青春期发育初期显著升高[59-60]。抑制素 A 通过负反馈调节作用，抑制垂体分泌 FSH 和下丘脑分泌 GnRH[61]。相反，两个抑制素 A 的 βA 亚单位组成的同源二聚体形成激活素 A，该激素刺激垂体分泌 FSH，同时表现出广谱生物活性，包括调节细胞增殖和分化[62]。

结　论

基因之间交叉调节青春期发育、身高、体重和生殖激素的事实已在本章引证的研究中被确定。未来一个重要研究领域是进一步确定它们在复杂的青春期发育启动的调控网络中具体担当的角色。

参考文献

1. Gajdos ZK, Hirschhorn JN, Palmert MR. What controls the timing of puberty? An update on progress from genetic investigation. Curr Opin Endocrinol Diabetes Obes. 2009;16:16–24.
2. Palmert MR, Hirschhorn JN. Genetic approaches to stature, pubertal timing, and other complex traits. Mol Genet Metab. 2003;80(1–2):1–10.
3. Loesch DZ, Hopper JL, Rogucka E, Huggins RM. Timing and genetic rapport between growth in skeletal maturity and height around puberty: similarities and differences between girls and boys. Am J Hum Genet. 1995;56(3):753–9.
4. Meyer JM, Eaves LJ, Heath AC, Martin NG. Estimating genetic influences on the age-at-menarche: a survival analysis approach. Am J Med Genet. 1991;39(2):148–54.
5. Susman EJ, Houts RM, Steinberg L, Belsky J, Cauffman E, Dehart G, et al; Eunice Kennedy Shriver NICHD Early Child Care Research Network. Longitudinal development of secondary sexual characteristics in girls and boys between ages 91/2 and 151/2 years. Arch Pediatr Adolesc Med. 2010;164(2):166–73.
6. Pickles A, Pickering K, Simonoff E, Silberg J, Meyer J, Maes H. Genetic "clocks" and "soft" events: a twin model for pubertal development and other recalled sequences of developmental milestones, transitions, or ages at onset. Behav Genet. 1998;28(4):243–53.
7. van den Berg SM, Setiawan A, Bartels M, Polderman TJ, van der Vaart AW, Boomsma DI. Individual differences in puberty onset in girls: Bayesian estimation of heritabilities and genetic correlations. Behav Genet. 2006;36(2):261–70.
8. Parent AS, Teilmann G, Juul A, Skakkebaek NE, Toppari J, Bourguignon JP. The timing of normal puberty and the age limits of sexual precocity: variations around the world, secular trends, and changes after migration. Endocr Rev. 2003;24(5):668–93.
9. Frisch RE, Revelle R. Height and weight at menarche and a hypothesis of menarche. Arch Dis Child. 1971;46(249):695–701.
10. Plant TM, Barker-Gibb ML. Neurobiological mechanisms of puberty in higher primates. Hum Reprod Update. 2004;10:67–77.

11. Gajdos ZK, Butler JL, Henderson KD, He C, Supelak PJ, Egyud M, et al. Association studies of common variants in ten hypogonadotropic hypogonadism genes with age at menarche. J Clin Endocrinol Metab. 2008;93:4290–8.
12. Banerjee I, Trueman JA, Hall CM, Price DA, Patel L, Whatmore AJ, et al. Phenotypic variation in constitutional delay of growth and puberty: relationship to specific leptin and leptin receptor gene polymorphisms. Eur J Endocrinol. 2006;155:121–6.
13. Smith JT, Acohido BV, Clifton DK, Steiner RA. KiSS-1 neurones are direct targets for leptin in the ob/ob mouse. J Neuroendocrinol. 2006;18(4):298–303.
14. Oakley AE, Clifton DK, Steiner RA. Kisspeptin signaling in the brain. Endocr Rev. 2009; 30(6):713–43.
15. Colledge WH. Kisspeptins and GnRH neuronal signalling. Trends Endocrinol Metab. 2009; 20(3):115–21.
16. Pinilla L, Aguilar E, Dieguez C, Millar RP, Tena-Sempere M. Kisspeptins and reproduction: physiological roles and regulatory mechanisms. Physiol Rev. 2012;92(3):1235–316.
17. Donato Jr J, Cravo RM, Frazão R, Gautron L, Scott MM, Lachey J, et al. Leptin's effect on puberty in mice is relayed by the ventral premammillary nucleus and does not require signaling in Kiss1 neurons. J Clin Invest. 2011;121(1):355–68.
18. Cravo RM, Frazao R, Perello M, Osborne-Lawrence S, Williams KW, Zigman JM, Vianna C, Elias CF. Leptin signaling in Kiss1 neurons arises after pubertal development. PLoS One. 2013;8(3):e58698.
19. de Roux N, Genin E, Carel JC, Matsuda F, Chaussain JL, Milgrom E. Hypogonadotropic hypogonadism due to loss of function of the KiSS1-derived peptide receptor GPR54. Proc Natl Acad Sci U S A. 2003;100(19):10972–6.
20. Ohtaki T, Shintani Y, Honda S, Matsumoto H, Hori A, Kanehashi K, et al. Metastasis suppressor gene KiSS-1 encodes peptide ligand of a G-protein-coupled receptor. Nature. 2001; 411(6837):613–7.
21. Kotani M, Detheux M, Vandenbogaerde A, Communi D, Vanderwinden JM, Le Poul E, et al. The metastasis suppressor gene KiSS-1 encodes kisspeptins, the natural ligands of the orphan G protein-coupled receptor GPR54. J Biol Chem. 2001;276(37):34631–6.
22. Lee JH, Miele ME, Hicks DJ, Phillips KK, Trent JM, Weissman BE, et al. KiSS-1, a novel human malignant melanoma metastasis-suppressor gene. J Natl Cancer Inst. 1996; 88(23):1731–7.
23. Gottsch ML, Clifton DK, Steiner RA. From KISS1 to kisspeptins: an historical perspective and suggested nomenclature. Peptides. 2009;30(1):4–9.
24. Janneau JL, Maldonado-Estrada J, Tachdjian G, Miran I, Motté N, Saulnier P, et al. Transcriptional expression of genes involved in cell invasion and migration by normal and tumoral trophoblast cells. J Clin Endocrinol Metab. 2002;87(11):5336–9.
25. Muir AI, Chamberlain L, Elshourbagy NA, Michalovich D, Moore DJ, Calamari A, et al. AXOR12, a novel human G protein-coupled receptor, activated by the peptide KiSS-1. J Biol Chem. 2001;276(31):28969–75.
26. Seminara SB, Messager S, Chatzidaki EE, Thresher RR, Acierno Jr JS, Shagoury JK, et al. The GPR54 gene as a regulator of puberty. N Engl J Med. 2003;349(17):1614–27.
27. Navarro VM, Fernández-Fernández R, Castellano JM, Roa J, Mayen A, Barreiro ML, et al. Advanced vaginal opening and precocious activation of the reproductive axis by KiSS-1 peptide, the endogenous ligand of GPR54. J Physiol. 2004;561(Pt 2):379–86.
28. Plant TM, Ramaswamy S, Dipietro MJ. Repetitive activation of hypothalamic G protein-coupled receptor 54 with intravenous pulses of kisspeptin in the juvenile monkey (Macaca mulatta) elicits a sustained train of gonadotropin-releasing hormone discharges. Endocrinology. 2006;147(2):1007–13.
29. Han SK, Gottsch ML, Lee KJ, Popa SM, Smith JT, Jakawich SK, et al. Activation of gonadotropin-releasing hormone neurons by kisspeptin as a neuroendocrine switch for the onset of puberty. J Neurosci. 2005;25(49):11349–56.
30. Teles MG, Bianco SD, Brito VN, Trarbach EB, Kuohung W, Xu S, et al. A GPR54-activating mutation in a patient with central precocious puberty. N Engl J Med. 2008;358(7):709–15.
31. Pinto FM, Almeida TA, Hernandez M, Devillier P, Advenier C, Candenas ML. mRNA expression of tachykinins and tachykinin receptors in different human tissues. Eur J Pharmacol.

2004;494(2–3):233–9.
32. Rance NE, Krajewski SJ, Smith MA, Cholanian M, Dacks PA. Neurokinin B and the hypothalamic regulation of reproduction. Brain Res. 2010;1364:116–28.
33. Page NM, Woods RJ, Lowry PJ. A regulatory role for neurokinin B in placental physiology and pre-eclampsia. Regul Pept. 2001;98(3):97–104.
34. Almeida TA, Rojo J, Nieto PM, Pinto FM, Hernandez M, Martín JD, et al. Tachykinins and tachykinin receptors: structure and activity relationships. Curr Med Chem. 2004;11(15):2045–81.
35. Topaloglu AK, Reimann F, Guclu M, Yalin AS, Kotan LD, Porter KM, et al. TAC3 and TACR3 mutations in familial hypogonadotropic hypogonadism reveal a key role for Neurokinin B in the central control of reproduction. Nat Genet. 2009;41(3):354–8.
36. Gianetti E, Tusset C, Noel SD, Au MG, Dwyer AA, Hughes VA, et al. TAC3/TACR3 mutations reveal preferential activation of gonadotropin-releasing hormone release by neurokinin B in neonatal life followed by reversal in adulthood. J Clin Endocrinol Metab. 2010;95(6): 2857–67.
37. Young J, Bouligand J, Francou B, Raffin-Sanson ML, Gaillez S, Jeanpierre M, et al. TAC3 and TACR3 defects cause hypothalamic congenital hypogonadotropic hypogonadism in humans. J Clin Endocrinol Metab. 2010;95(5):2287–95.
38. Guran T, Tolhurst G, Bereket A, Rocha N, Porter K, Turan S, et al. Hypogonadotropic hypogonadism due to a novel missense mutation in the first extracellular loop of the neurokinin B receptor. J Clin Endocrinol Metab. 2009;94(10):3633–9.
39. Latronico AC. The neurokinin B pathway in human reproduction. Nat Genet. 2009;41(3): 269–70.
40. Goodman RL, Lehman MN, Smith JT, Coolen LM, de Oliveira CV, Jafarzadehshirazi MR, et al. Kisspeptin neurons in the arcuate nucleus of the ewe express both dynorphin A and neurokinin B. Endocrinology. 2007;148(12):5752–60.
41. Burke MC, Letts PA, Krajewski SJ, Rance NE. Coexpression of dynorphin and neurokinin B immunoreactivity in the rat hypothalamus: morphologic evidence of interrelated function within the arcuate nucleus. J Comp Neurol. 2006;498(5):712–26.
42. Amstalden M, Coolen LM, Hemmerle AM, Billings HJ, Connors JM, Goodman RL, et al. Neurokinin 3 receptor immunoreactivity in the septal region, preoptic area and hypothalamus of the female sheep: colocalisation in neurokinin B cells of the arcuate nucleus but not in gonadotrophin-releasing hormone neurones. J Neuroendocrinol. 2010;22(1):1–12.
43. Abreu AP, Dauber A, Macedo DB, Noel SD, Brito VN, Gill JC, Cukier P, Thompson IR, Navarro VM, Gagliardi PC, Rodrigues T, Kochi C, Longui CA, Beckers D, de Zegher F, Montenegro LR, Mendonca BB, Carroll RS, Hirschhorn JN, Latronico AC, Kaiser UB. Central precocious puberty caused by mutations in the imprinted gene MKRN3. N Engl J Med. 2013;368(26):2467–75.
44. Buettner VL, Walker AM, Singer-Sam J. Novel paternally expressed intergenic transcripts at the mouse Prader-Willi/Angelman syndrome locus. Mamm Genome. 2005;16(4):219–27.
45. Jong MT, Gray TA, Ji Y, Glenn CC, Saitoh S, Driscoll DJ, Nicholls RD. A novel imprinted gene, encoding a RING zinc-finger protein, and overlapping antisense transcript in the Prader-Willi syndrome critical region. Hum Mol Genet. 1999;8(5):783–93.
46. Gray TA, Hernandez L, Carey AH, Schaldach MA, Smithwick MJ, Rus K, Marshall Graves JA, Stewart CL, Nicholls RD. The ancient source of a distinct gene family encoding proteins featuring RING and C(3)H zinc-finger motifs with abundant expression in developing brain and nervous system. Genomics. 2000;66(1):76–86.
47. Navarro VM, Gottsch ML, Chavkin C, Okamura H, Clifton DK, Steiner RA. Regulation of gonadotropin-releasing hormone secretion by kisspeptin/dynorphin/neurokinin B neurons in the arcuate nucleus of the mouse. J Neurosci. 2009;29(38):11859–66.
48. Gill JC, Navarro VM, Kwong C, Noel SD, Martin C, Xu S, Clifton DK, Carroll RS, Steiner RA, Kaiser UB. Increased neurokinin B (Tac2) expression in the mouse arcuate nucleus is an early marker of pubertal onset with differential sensitivity to sex steroid-negative feedback than Kiss1. Endocrinology. 2012;153(10):4883–93.
49. Gill JC, Wang O, Kakar S, Martinelli E, Carroll RS, Kaiser UB. Reproductive hormone-dependent and -independent contributions to developmental changes in kisspeptin in GnRH-deficient hypogonadal mice. PLoS One. 2010;5(7):e11911.

50. He C, Kraft P, Chen C, Buring JE, Paré G, Hankinson SE, et al. Genome-wide association studies identify loci associated with age at menarche and age at natural menopause. Nat Genet. 2009;41(6):724–8.
51. Ong KK, Elks CE, Li S, Zhao JH, Luan J, Andersen LB, et al. Genetic variation in LIN28B is associated with the timing of puberty. Nat Genet. 2009;41(6):729–33.
52. Perry JR, Stolk L, Franceschini N, Lunetta KL, Zhai G, McArdle PF, et al. Meta-analysis of genome-wide association data identifies two loci influencing age at menarche. Nat Genet. 2009;41(6):648–50.
53. Sulem P, Gudbjartsson DF, Rafnar T, Holm H, Olafsdottir EJ, Olafsdottir GH, et al. Genome-wide association study identifies sequence variants on 6q21 associated with age at menarche. Nat Genet. 2009;41(6):734–8.
54. Onland-Moret NC, Peeters PH, van Gils CH, Clavel-Chapelon F, Key T, Tjønneland A, et al. Age at menarche in relation to adult height: the EPIC study. Am J Epidemiol. 2005;162(7): 623–32.
55. Ong KK, Elks CE, Wills AK, Wong A, Wareham NJ, Loos RJ, et al. Associations between the pubertal timing-related variant in LIN28B and BMI vary across the life course. J Clin Endocrinol Metab. 2011;96(1):E125–9.
56. Kaplowitz PB. Link between body fat and the timing of puberty. Pediatrics. 2008;121 Suppl 3:S208–17.
57. Elks CE, Perry JR, Sulem P, Chasman DI, Franceschini N, He C, et al. Thirty new loci for age at menarche identified by a meta-analysis of genome-wide association studies. Nat Genet. 2010;42(12):1077–85.
58. Raivio T, Dunkel L. Inhibins in childhood and puberty. Best Pract Res Clin Endocrinol Metab. 2002;16(1):43–52.
59. Crofton PM, Illingworth PJ, Groome NP, Stirling HF, Swanston I, Gow S, et al. Changes in dimeric inhibin A and B during normal early puberty in boys and girls. Clin Endocrinol (Oxf). 1997;46(1):109–14.
60. Sehested A, Juul AA, Andersson AM, Petersen JH, Jensen TK, Müller J, et al. Serum inhibin A and inhibin B in healthy prepubertal, pubertal, and adolescent girls and adult women: relation to age, stage of puberty, menstrual cycle, follicle-stimulating hormone, luteinizing hormone, and estradiol levels. J Clin Endocrinol Metab. 2000;85(4):1634–40.
61. Burger HG. Evidence for a negative feedback role of inhibin in follicle stimulating hormone regulation in women. Hum Reprod. 1993;8 Suppl 2:129–32.
62. Sulzbacher S, Schroeder IS, Truong TT, Wobus AM. Activin A-induced differentiation of embryonic stem cells into endoderm and pancreatic progenitors-the influence of differentiation factors and culture conditions. Stem Cell Rev. 2009;5(2):159–73.

第4章 青春期心理学和神经生物学

Psychology and Neurobiology of Puberty

Oluyemisi A. Adeyemi　著

田媛媛　译　巩纯秀　审校

摘要

“Puberty（青春期）”一词由拉丁语“pubertas”演变而来，后者的语义为成人期。故青春期代表着由儿童过渡至成人的转变，这一时期的特点主要表现为生长发育逐渐成熟，并获得生育能力。青春期与青少年时期并不等同，青春期通常标志着青少年时期的开始，在3～4年间，人体无论是激素水平还是生理方面都需经历一系列变化，最终达到性成熟。对于女性，成熟的信号便是第一次月经来潮。而青少年时期代表一个时段，儿童经过社会和心理方面的逐渐发展，最终从非独立的孩子成长为独立的成年人的过程，该时期围绕青春期，历经长达十年之久而使人完全成熟。女性青春期心理改变与青春期生理变化密切相关，贯穿女性逐渐走向成熟的生理改变过程中。从中枢到性腺（在女性即卵巢）的激素水平迅速上升，引发外周器官组织的生理改变，例如乳腺、毛发和生殖器。女性青春期发育的里程碑阶段包括乳房发育、阴毛初现、月经初潮（月经周期的开始）以及身高的猛长。青春期神经生物学是一个复杂的课题，这一领域的内容博大精深。本章旨在说明女性青春期发育生理变化相关的基本信息，同时阐述这一时期的心理、行为变化特点。

O. A. Adeyemi（✉）
Department of Pediatric and Adolescent Gynecology，Texas Children's Hospital，
6651 Main Street，Suite F1020，Houston，TX 77030，USA
e-mail：adeyemi@bcm. edu

J. E. Dietrich（ed.），*Female Puberty：A Comprehensive Guide for Clinicians*，
DOI 10. 1007/978-1-4939-0912-4 _ 4，

关键词

发育心理学·激素水平改变·生长曲线·骨骼发育健康·第二性征·乳房发育·肾上腺功能初现·月经初潮·社会心理相互作用·青春期早期·青春期中期·青春期晚期·青少年期

引 言

“Puberty（青春期）”一词由拉丁语“pubertas”演变而来，后者的语义为成人期。故青春期代表着由儿童期过渡至成人期的转变，这一时期的特点主要表现为生长发育逐渐成熟，并获得生育能力。青春期与青少年时期并不等同，青春期通常标志着青少年时期的开始，约 3～4 年间，人体无论是激素水平还是生理方面都需经历一系列变化，最终达到性成熟。对于女性，成熟的信号便是第一次月经来潮。而青少年期儿童经过社会和心理方面的逐渐成熟，从依赖他人的孩子到独立的成年人。青少年期围绕着青春期，需多达 10 年的时间方能达到完全成熟。

概 述

女性青春期心理改变密切围绕青春期生理变化，在逐渐成熟的过程中。从中枢到性腺（在女性即卵巢）的激素水平迅速上升开始，直到能够引发外周器官组织的生理改变，例如乳腺、毛发和生殖器。女性在其青春期发育的里程碑阶段经历了乳房发育、阴毛初现、月经初潮（月经周期的开始）以及身高的猛长。青春期神经生物学是一个复杂的课题，这一领域的内容博大精深。本章旨在说明女性青春期发育生理变化相关的基本信息，同时阐述围绕这一生命阶段的心理、行为变化特点。

下丘脑-垂体-卵巢系统

在女性生殖系统中发挥作用并参与形成下丘脑-垂体-性腺轴反馈调节系统的器官包括大脑（下丘脑、腺垂体），卵巢，输卵管和子宫（图 4-1）。所有器官组织之间彼此间有联系，不单独发挥作用。下丘脑-垂体-卵巢（HPO）系统在个体出生时已发育良好，事实上在胎龄 12 周时就基本形成了[1-2]。胎儿下丘脑-垂体首次受到促性腺素负反馈调节作用是在妊娠中期[1-3]。倘若发育正常，这一反馈调节机制将能够保证“青春期过程”在恰当的时刻拉开帷幕并完美演绎“交响乐章”。

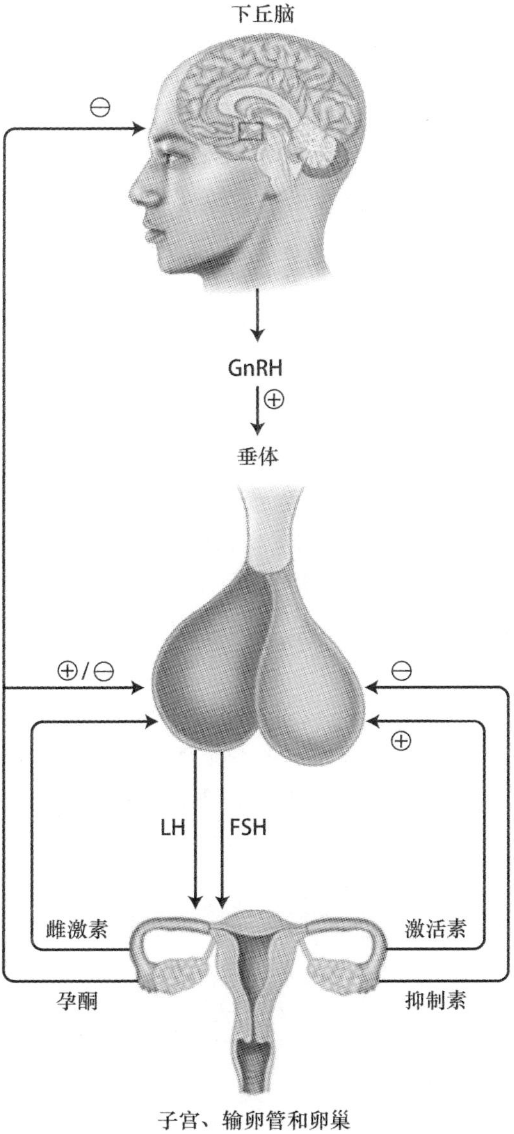

图 4-1　下丘脑-垂体-性腺轴
GnRH，促性腺素释放激素；LH，促黄体素；FSH，促卵泡素

促性腺素释放激素（GnRH）

下丘脑是大脑参与青春期发育的重要组织结构，它产生神经内分泌激素，合成并释放促性腺素释放激素（GnRH）。GnRH 是由第 8 号染色体短臂编码合成的蛋白质前体，是由 92 个氨基酸组成的肽链，体内半衰期为 2～4 min[4]，主要作用于垂体前叶，即腺垂体，促进其分泌促卵泡素（FSH）和促黄体素（LH）。位于下丘脑结节处的弓状核，包含大量能产生 GnRH 的神经元[5-6]。

研究发现 GnRH 在新生儿时期和胎儿时期存在阶段性的分泌，继而 LH、FSH 升高。值得注意的是，在女性体内，FSH 水平通常高于 LH 水平[2,6]。在 6 个月时，该水平被下调，最终在儿童时期保持下调状态，基本处于静止期，此时 GnRH 以最小量间断分泌，随后 LH 及 FSH 平均水平降低[7]。从儿童静止期直至青春期发育初期，GnRH 开始脉冲式分泌，以夜间为主。一旦规律的月经周期形成，GnRH 脉冲式分泌进而贯穿每日 24 h 始终[2,8-10]。青春期启动，随着 GnRH 水平的升高，LH、FSH 也升高，当月经周期形成，LH 水平终将高于 FSH，占主导地位。导致 FSH 受抑制的原因是在婚育年龄时期，雌激素和抑制素水平的升高，抑制了 FSH 的合成及分泌[7,11]。

关于青春期启动有两个主要的理论假设。第一个是“下丘脑成熟化”理论，其假设由于儿童时期的中枢性抑制，导致人体进入 GnRH 低反应期。中枢抑制具体机制尚不清楚，然而已有说法提到这一过程是由神经抑制性传导递质 γ-氨基丁酸（GABA）主导的，认为青春期启动的关键因素是由 GnRH 神经元分泌的递质 GABA 的去抑制作用[2,11-13]。第二个理论学说是“下丘脑性抑制素”学说，该学说认为儿童期促性腺素释放激素调节系统十分敏感，通过反馈调节机制保证了性激素浓度维持在较低水平。在性腺发育成熟过程中，下丘脑性抑制素对类固醇激素负反馈作用敏感度下降，敏感程度转变允许促性腺素释放激素分泌[2,13]。两个学说都一致认为 GnRH 水平的升高是青春期发育启动的关键因素，由体内一系列生理改变诱发，诸如下丘脑脉冲式振荡器、靶细胞、神经肽、神经传导递质、神经激素之间的相互作用[14-17]。青春期发育全过程由基因和环境因素共同决定。现有一些基因已被明确与青春期发育延迟或者青春期不发育密切相关。据统计，将近 30％有青春期延迟的个体可以找到基因问题[18]。

下丘脑视交叉上核（SCN）一般被认为是昼夜节律性分泌的起搏器，与下丘脑弓状核突触相连，通常被称为 GnRH 脉冲发生器。这些下丘脑振荡器在上调 GnRH 脉冲式分泌中起关键作用[19]。某些生殖器官（垂体、卵巢、输卵管、子宫）内的靶细胞一直以来被描述为具有生物钟，对生殖生理功能的开启时间起作用[20]。此外，神经肽类、神经传导递质和神经激素均在青春期启动时期起兴奋或抑制作用，或依据发育的不同时段作为依赖或是限速的因素。

上文简要概述了青春期发育启动几个较关键因素，并没有包括青春期发育这一错综复杂又知之甚少的过程中的全部因素。目前认为最明确的最强有力的 GnRH 神经元激发因子是吻素（kisspeptin），它是由 Kiss1 基因编码的神经肽链，其分泌受神经激肽 B 调节[5,17-18,21]。目前正在进行的研究发现，吻素实际上参与了从青春期启动到通过规律的日间分泌维持正常功能这一生殖功能完整形成的全过程。吻素受体不能被激活可导致低促性腺素性腺功能减退症。神经肽 Y（NPY）也是一个重要的脑内神经递质，当没有 E_2 作用时，NPY 与 GABA 协同作用起到“闸门”的作用。一旦青春期发育启动，NPY 则刺激 GnRH 脉冲分泌，并加强脑垂体对 GnRH 神经元反应，从而促进垂体分泌激素[13,22]。外周的调节激素中，有一种称为瘦素，它是由脂肪组织合成的。下丘脑有瘦素受体，有人发现 NPY 神经元细胞就有瘦素受体[23]。血清瘦素水平与人体脂肪储存量成正比，外周激素发挥青春期的中枢调控作用。从女性青春期到成熟的过渡时期中，外周血瘦素水平升高，而厌食症可能与闭经有关，女性在这些状况下的外周血中的瘦素和促性腺素释放激素水平较低。此外，瘦素分泌不足的个体青春期发育启动往往受到影响，进一步明确了瘦素在青春期发育调控中的重要作用[23-26]。肾上腺功能初现，是先于青春期发育发生的一个生理过程，对下丘脑-垂体-卵巢轴有促进成熟的作用。肾上腺初现可促使神经激素脱氢表雄酮（DHEA）、硫酸脱氢表雄酮（DHEA-S）分泌增多，提高 GnRH 分泌[27]。

促性腺素——促卵泡素与促黄体素

GnRH 脉冲释放作用于腺垂体的促性腺素细胞的 GnRH 受体上，促进促性腺素 FSH 和 LH 的分泌。LH 和 FSH 均属于糖蛋白激素家族（与促甲状腺激素和人绒毛膜促性腺素相一致）。这些特异性蛋白激素在结构上与促性腺素相似，均由两条肽链构成：共同的 α 链和具有特异性及生物活性的β链组成。LH、FSH、TSH 和 HCG 共有的α亚单位的基因位于第6号染色体上，而编码 LH、FSH 特异性β亚单位分别位于19号染色体和11号染色体上[28-30]。促性腺素亦被归类为性激素而被提及，因为它们作用于性腺器官（卵巢和睾丸），无论男性或者女性，它们起到协同作用，并调节性腺功能的各个方面，例如正常的生长发育、性腺发育以及生殖功能的发育。

女性卵巢具有双重作用：产生生殖细胞和合成类固醇激素，但实现这些功能需要卵巢对激素具有良好的敏感性和应答能力，还需要激素之间协同作用。LH 作用于卵巢鞘细胞，促进其类固醇合成，最终产生了生成雌激素的底物，即雄激素。雄激素至雌激素的转化需要临近颗粒细胞的芳香化酶 CYP19 催化（CYP19 为细胞色素 P450 超家族成员之一）。LH 受体虽然存在于各期鞘细胞上，但需强调的是对于颗粒细胞的 LH 受体，它只存在于经过 FSH 及雌激素左右后，已经发育至中晚期的颗粒细胞上。LH 协同 FSH 促进卵泡成熟，并促进卵泡黄体化萎缩。同时 LH 通过促进前列腺素合成使卵泡破裂，从而协助排卵。排卵后，黄体促进孕酮合成[31-33]。

FSH 主要促进卵泡生长，作用于颗粒细胞上，从而产生雌激素。FSH 促进卵泡成熟主要是通过激活雌激素合成的酶，包括芳香化酶，最终使卵泡颗粒细胞表达 LH 受体。LH 和 FSH 作用到卵巢，卵巢合成和分泌一系列类固醇激素和其他蛋白质复合物，例如激活素、抑制素、胰岛素样生长因子和孕酮，这些激素负反馈作用于下丘脑和垂体，经过信息整合后，从而形成女性生殖系统具有特征性的周期性 GnRH 释放模式[34-35]。

月经周期将会在下一节详细叙述，是负反馈调节机制的例证。排卵是正常生育所必需的，该过程必须有适当的促性腺素给予有效刺激才能正常进行。GnRH 脉冲式分泌的频率和幅度不同，具体体现在月经周期循环中，GnRH 主要有两个不同分泌模式，脉冲式分泌和突峰式分泌。GnRH 脉冲式分泌有张力地促进促性腺素释放，调节卵泡生成，该张力促进 LH 脉冲式低水平分泌，而突峰式分泌形式主要形成排卵前 LH 高峰，促进排卵。在女性，脉冲式分泌由雌激素和（或）孕酮进行负反馈调节，而突峰式分泌由雌激素正反馈调节[6,36]。

月经周期

与男性不同，女性生育能力呈间断性，每个女性出生后卵巢内有固定数目的卵细胞。大多数生殖细胞在出生前已成熟。原始生殖细胞起源于卵黄囊内胚层，于孕 2 个月时迁移至生殖嵴，并快速增殖、分化。生殖嵴在女性逐渐分化形成卵巢，孕 5～6 个月时这些原始细胞（现称为卵原细胞）经过有丝分裂增殖至 600 万～700 万个卵原细胞，经历细胞凋亡过程后，最终在出生时卵巢内剩余 100 万至 200 万个卵原细胞，到青春期后仅剩余 30 万～50 万个卵母细胞[2,32-33]。每个卵巢存在不同发育时期的卵细胞（图 4-2），月经周期则意味着一个卵母细胞在周期性改变的激素作用下周期性释放成熟卵子。人类月经周期平均约 28 天，然而波动于 21～37 天均属正常现象[37]。

在本节我们将详细阐述月经周期的 3 个阶段。

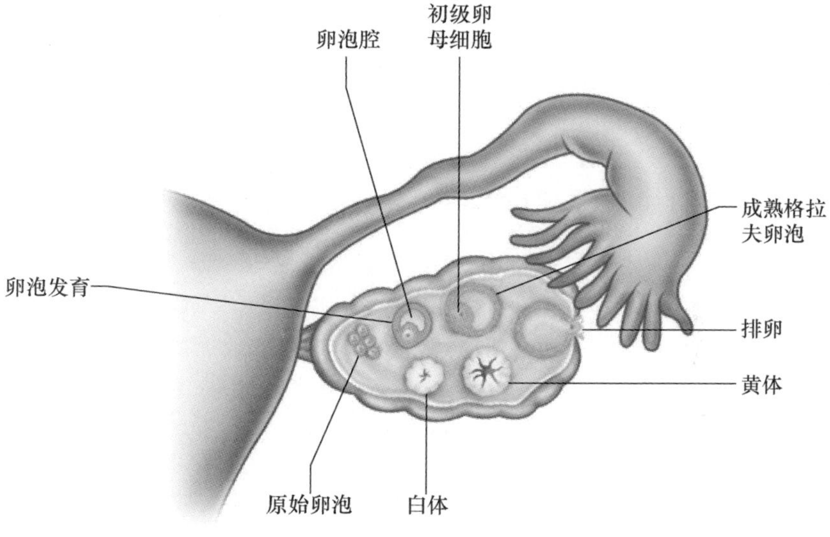

图 4-2（见书后彩图） 卵泡周期发生过程

第一阶段：卵泡期

卵泡期是指整个月经周期的前半部分，聚集卵泡并促进生长，这里以 28 天为一个周期，卵泡期即前 0～13 天。0 天是指月经周期第一天，上一周期结束后外周血中雌激素、孕酮水平较低，而 FSH 对腺垂体（LH 的作用较少）的负反馈调节作用撤退，该时期对应 GnRH 脉冲式分泌时期，可再次刺激 LH 和 FSH 升高。初期，由于外周雌激素（E_2）水平明显降低，故 FSH 首先升高，而此时 E_2 是对垂体 LH 发挥负反馈作用的，如前文所述[11]。FSH 水平升高后作用于颗粒细胞的 FSH 受体上，聚集卵母细胞并促进向腔前卵泡转变，在腔前卵泡期有两种细胞(颗粒细胞和鞘细胞)，两个促性腺素体系（FSH 和 LH)。随后茁壮生长的颗粒细胞分泌大量雌激素。

优势卵泡被称为格拉夫卵泡（Graffian follicle)，经历 5～7 天的竞争筛选，优势卵泡上形成 LH 受体。优势卵泡竞争筛选具体生理机制尚不清楚，然而，该类卵泡会高表达 FSH 受体[38]。如先前所描述相一致，FSH 首先升高，然后是 LH 升高，至卵泡中、晚期，抑制信号作用于 FSH 分泌，FSH 开始逐渐降低。与此同时，LH 分泌频率增加。由于 FSH 水平逐渐下降，被淘汰的卵泡逐渐萎缩，而优势卵泡因有大量 FSH 受体而脱颖而出，在 FSH 作用下不断分泌雌激素，此时期优势卵泡上也具有了 LH 受体而与 LH 结合[8-10]。

第二阶段：排卵期

随着雌激素水平升高，LH 正反馈回路促进周期进展至排卵期[11]。当雌激素水平逐渐升至 200pg 并维持足够长的时间，则会诱发 LH 高峰。GnRH 突峰式分泌模式诱导排卵前期 LH 高峰，在此峰值后 36～44 h 排卵发生，卵细胞从卵泡中排出。尽管机制复杂，但是排卵期相对较短，相当于月经周期第 13～14 天。

第三阶段：黄体期

黄体期相当于月经周期的第 14～28 天，在排卵后进入该时期。排空的格拉夫卵泡称为黄体，是一个临时的内分泌结构组织，分泌黄体酮，黄体酮又称为孕激素，可支持怀孕和维持孕期。在黄体期，外周血中较高水平的雌激素和孕激素负反馈抑制 LH 和 FSH 分泌[39]。黄体期约 14 天，持续存在的孕酮有助于受精卵的定植和维持怀孕，直到 β-人绒毛膜促性腺激素产生，该激素由受精卵分泌，干预并维持孕期进行。如果释放的卵子未受精，会由黄体逐渐萎缩至白体，孕酮不再继续分泌，并撤退对子宫内膜的支持作用，从而诱发月经发生。雌激素和孕酮水平骤降，是因卵巢内类固醇激素水平下降，对下丘脑-垂体轴的负反馈抑制作用解除。此后，FSH 水平开始逐渐升高，新的月经周期循环开始（图 4-3)。

卵巢产生其他蛋白质和激素，例如抑制素、激活素、卵泡抑素和胰岛素样生长因子，胰岛素样生长因子在月经周期和负反馈机制中起关键

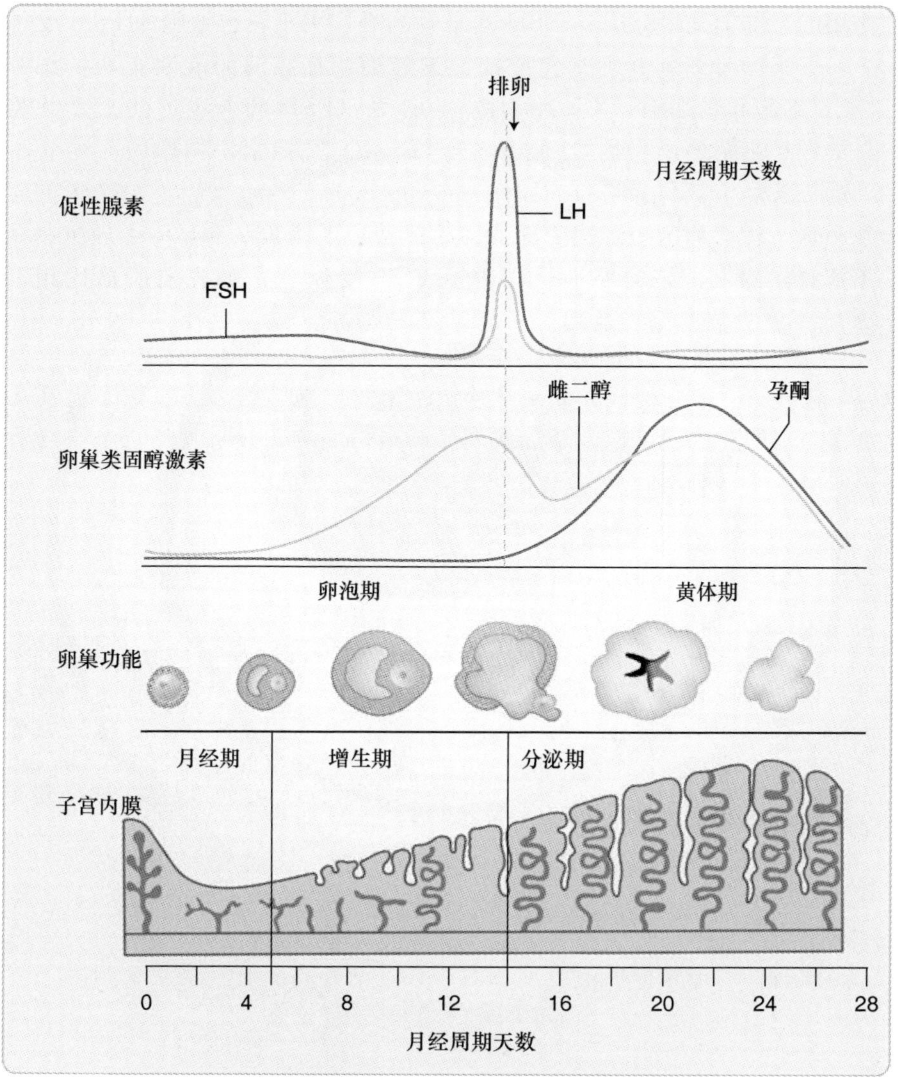

图 4-3（见书后彩图） 正常月经周期的激素水平

作用[40]。激活素和抑制素是两种密切相关的蛋白质复合物，具有相反的作用。激活素促进 FSH 的生物合成和分泌，抑制素则下调 FSH 合成，并抑制 FSH 分泌[41]。目前有两种抑制素：抑制素 A 和抑制素 B。两者拥有相同的 α 亚单位，不同的 β 亚单位。抑制素 B 在卵泡期早中期达到高峰，第二个高峰于排卵时期到达。抑制素 A 在黄体中期达高峰。抑制素的分泌在 GnRH 作用下被削弱，被胰岛素样生长因子-1（IGF-1）增强。卵泡抑素由卵巢分泌并结合激动素抑制其活性，从而降低 FSH 分泌[40]。IGF-1 和 IGF-2 促进鞘细胞和颗粒细胞内的类固醇生成[34,40,42-44]。IGF为结构上与胰岛素相似的一些肽链，起到调节生长的作用。它们诱导细胞基因的表达，促进细胞增殖与分化。IGF-1促进DNA合成，类固醇、芳香化酶的活化，LH受体的合成，以及抑制素的分泌。IGF-2促进颗粒细胞有丝分裂。所有的激素协同作用，调节月经周期进程。

子宫内膜在月经周期中的变化[38]

子宫内膜在月经周期中同样受激素波动的影响，并具有其与众不同的变化规律。子宫内膜在组织结构上由上皮细胞、腺体、基质细胞以及血管构成的功能层组成，功能层发生的结构性改变分期明确。与卵巢周期相似，子宫周期也分为三个阶段。

月经期

当黄体逐渐退化萎缩，类固醇激素水平随之下降，月经周期进展至月经期，该时期的到来标志受孕失败。子宫内膜螺旋小动脉收缩，减少子宫内膜的血供。巨噬细胞和白细胞浸润子宫内膜基质层，吞噬缺血组织。最终，子宫内膜脱落，并经阴道排出，即月经期第一天，也被描述为周期的起始。正常月经期持续少于7天，正常的失血量少于80 ml。

增殖期

该时期与卵巢的卵泡时期相对应，逐渐升高的雌激素水平刺激子宫内膜增殖、增厚，血管、腺体丰富，为怀孕做准备。

分泌期

最后一阶段被称为分泌期（与卵巢周期的黄体期相一致），一旦排卵发生，卵巢除分泌雌激素外还产生孕激素。子宫内膜由增殖期转换至分泌期，此期小血管持续增长、不断增殖，为着床做准备。

青春期分期

青春期是激素作用的结果，如前所述由所研究的一系列事件组成。

尽管发生的这一系列变化是可预测的，但一定记住在种族和环境影响下变异是正常的现象。

经典的肾上腺功能初现在青春期启动前发生，指的是肾上腺皮质开始合成雄激素[39]。正常的肾上腺功能初现大概发生于 6 岁左右，垂体分泌的 ACTH 作用于肾上腺网状带，最终产生硫酸脱氢表雄酮（DHEA-S）和其他雄激素。肾上腺产生 DHEA、DHEA-S、雄烯二酮（以上均为睾酮前体分子）、睾酮以及雄烯二醇。尽管表面看起来与 HPO 轴无关，但是如前所述，DHEA-S 与 GnRH 上调有关[27]。有假说认为，肾上腺功能初现调节青春期机制，可能为青春期初始阶段。随着 HPO 轴的活化，卵巢开始产生雄激素睾酮、雄烯二酮和 DHEA。DHEA-S 是肾上腺特异性激素，可被视为肾上腺激素分泌的标志。

最后，雄激素（来自肾上腺、卵巢、外周转换）在女性体内促进皮脂腺增殖，促进头部、腋下、耻骨联合处及四肢毛发生长。不适当的合成会导致女性多毛症和女性男性化。雌激素为女性生长发育期间优势激素，促进细胞分化和原始生殖器官发育：如脂肪储备，乳房、卵巢、子宫、阴道和外生殖器生长发育。雌激素也是女性青春期发育生长突增的主要激素，促进成骨细胞活动，骨骺端成熟和闭合。雌激素作用于阴道黏膜，促进阴道生长延伸，分泌白色透亮稀薄、无味的液体。青春期所有不同激素水平的升高最终体现在人体体征变化上。

大多数女性青春期发育最早引人注意的体征是乳房发育（乳房初长）。在雌激素和其他类固醇激素影响下，乳房内部结构开始发育变化。随后在雄激素作用下，腋毛或阴毛（阴毛初现）开始增长。生长速度高峰（生长突峰）先于月经初潮 0.5 年出现，相比于男性，女性生长突增发生较早。第一次月经周期（初潮）标志着青春期的结束。因此，青春期发育时间最常见的顺序如下：乳房开始发育＞阴毛初现＞身高猛长＞月经初潮。

James M. Tanner 医生是一位英国儿科医生，通过观察、量化男性和女性第二性征发育特点，总结和描述男性和女性青春期发育规律。在 1969 年 6 月，Marshall 和 Tanner 医生出版了《Tanner 性成熟率（SMR）》（SMR 也被称为 Tanner 分期），该标准描述从青春期前期（1 期）至成人（5 期），并广泛被应用评价人类性发育。在女性，根据乳房大小和形态，阴毛生长和分布情况分别用不同时期表示（表 4-1 和 4-2，图 4-4a，b）。

此外，尽管月经初潮发生，但在月经来潮起初的 3 年内为无排卵性月经周期。这是由于雌激素正反馈作用机制成熟的延迟[45]。规律的月

表 4-1 乳房发育 Tanner 分期

- 1 期（B1）—青春期前期；胸部平坦，仅乳头突起
- 2 期（B2）—乳房芽突起，乳晕出现
- 3 期（B3）—乳房组织延伸超出乳晕范围形成的乳房和乳晕，乳晕轮廓与乳房是一个整体
- 4 期（B4）—乳晕形成独立轮廓突出于乳房，形成称为“丘上丘”的外观
- 5 期（B5）—成人乳房；乳晕周边稍平坦，与周围乳房轮廓融合

Data from：American College of Obstetrics and Gynecology. Tool Kit for Teen Care：Tools for Adolescent Assessment. 2nd edition. 2010

表 4-2 阴毛发育 Tanner 分期

- 1 期（P1）—青春期前的胎毛也可能出现在生殖器区域，但相对柔软
- 2 期（P2）—阴毛稀疏、集中在中线，主要是大阴唇
- 3 期（P3）—阴毛增多，可几厘米长，增粗，毛色可更重
- 4 期（P4）—阴毛蔓延至耻骨处，形成一个三角形
- 5 期（P5）—成年阴毛；轮廓呈三角形，可蔓延至大腿、下腹

Data from：American College of Obstetrics and Gynecology. Tool Kit for Teen Care：Tools for Adolescent Assessment. 2nd edition. 2010

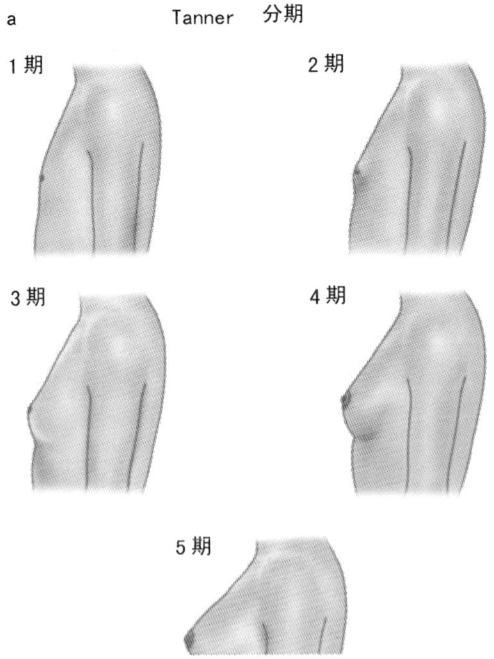

图 4-4 Tanner 分期：乳房发育（a）和阴毛发育（b）的不同阶段

（Created from data in Marshall WA，Tanner JM. Variations in pattern of pubertal changes in girls. Arch Dis Child 1969 Jun；44（235）：291-303）

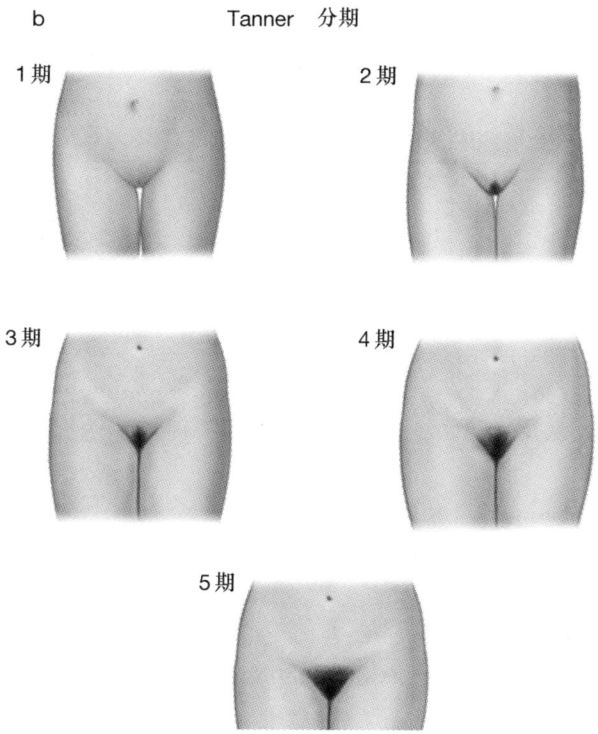

图 4-4（续）

经周期通常于初潮后的第三年建立。而且，应重视到排卵是受孕的必要因素，但最早的月经周期可能伴有也可能不伴有排卵的发生。

青春期启动和初潮年龄受多种因素以及地理文化影响。在美国，与 19 世纪相比，现代青春期发育呈现提前的趋势是有争议的[46-52]。

Henry P. Bowditch 医生是一位美国内科医师，他于 1877 年出版一篇文章描述月经初潮年龄平均为 14.75 岁，因此被认为是美国月经初潮研究的先锋者[53]。此后，多个研究均表明月经初潮年龄的提前。关于美国人口青春期发动时相研究的数据，由美国疾病控制与预防中心（CDC）指导、名为国家健康调查研究（NHES Ⅲ），研究对象为 1966—1970 这段时间被抽样调查的人群。研究结果描述了美国青少年第二性征改变，12～17 岁女孩初潮年龄平均为 12.77 岁。研究还发现，各个年龄段非洲裔美国女孩青春期发育均早于白种女孩[54]。

最近，对比不同种族青春期发育的研究不断呈现新的数据。更近期，来源于国家健康和营养调查研究（NHANES Ⅲ）的国民数据，该调查关注于 1988—1994 年间国民情况。该组初潮平均年龄为 12.43 岁

(表 4-3)[48,55-56]，结果揭示非洲裔美国女孩和西班牙女孩青春期启动早于白种女孩[51-52]。

表 4-3　NHANES Ⅲ文献中青春期发育平均年龄数据统计汇总

	非洲裔美国人	墨西哥裔美国人	白种人
乳房开始发育年龄（岁）	9.5	9.8	10.3
阴毛初现年龄（岁）	9.4	10.4	10.6
初潮年龄（岁）	12.06	12.25	12.55

Data from：Sun et al. Is sexual maturity occurring earlier among U. S. children? Journal of Adolescent Health 2005 Nov 37（5）：345-355；Wu T，Mendola P，Buck GM. Ethnic differences in the presence of secondary sex characteristics and menarche among US girls：the Third National Health and Nutrition Examination Survey，1988—1994. Pediatrics. 2002 Oct；110（4）：752-7；Sun SS，Schubert CM，Chumlea WC，Roche AF，Kulin HE，Lee PA，Himes JH，Ryan AS. National estimates of the timing of sexual maturation and racial differences among US children. Pediatrics. 2002 Nov；110（5）：911-9

儿科研究室（PROS）多中心联合研究[57]是迄今最大的研究，从1992年7月至1993年9月，年龄波动于3～12岁曾就诊于儿科研究室的17 077名女孩作为研究对象，并且进行全面的体格检查。收集数据的医师应用Tanner分期描述发育情况。数据表明女孩青春期发育年龄提前，并早于先前研究数据（表 4-4）。

表 4-4　PROS研究中青春期发育平均年龄数据统计汇总

	非洲裔美国人	墨西哥裔美国人	白种人
乳房开始发育年龄（岁）	8.87 SD 1.93	ND[a]	9.96 SD 1.82
阴毛初现年龄（岁）	8.78 SD 2.00	ND[a]	10.51 SD 1.67
初潮年龄（岁）	12.16 SD 1.21	ND[a]	12.88 SD 1.20

Data from：Herman-Giddens ME，Slora EJ，Wasserman RC，Bourdony CJ，Bhapkar MV，Koch GG，Hasemeier CM. Secondary sexual characteristics and menses in young girls seen in office practice：a study from the Pediatric Research in Office Settings network. Pediatrics. 1997 Apr；99（4）：505-12

ND[a] 无可用数据；SD，标准差

以上数据和其他研究导致一个问题被提出，即美国女孩青春期发育年龄是否提前。一篇由Slyper等人发表的回顾性综述，采用1948至2003年之间的数据，以乳芽出现为第二性征，研究其发生的平均年龄。结论是美国女孩在更小的年龄因早期乳房发育就诊于内科医生。然而，以月经初潮平均年龄这一研究结果显示没太大改变，始终接近12岁[46]。为达共识，专家小组被要求根据研究的权重评估迄今为止所有关于美国青春期发育的研究数据[49]。全部研究小组得到的结论并不一致，然而，多数专家结论得到足量数据表明长期以来乳房发育起始年龄越来越早。此外，小组建议建立区分乳腺组织和脂肪组织的方法。关于月经初潮，大多数专家以 NHES Ⅲ和 NHANES Ⅲ研究结果为基础进行结论分析，对比两个国家级别研究数据，结论得到足够数据证明青春期初潮年龄提前趋势，提前将近 2.5～4 个月。少数人并不赞同从这个差异得到月经提前的结论，因此，在初潮年龄变化这一观点上还是存在争议。环境因素，例如肥胖会导致身体快速生长，可能是初潮年龄提前的潜在因素，但是并非确定性的证据[46,48,56]。

社会心理的发育

与青春期发育生理性改变相伴行的青春期社会心理改变，也十分复杂。值得关注的是，年轻女性意识到青春期自身体格方面的变化后，会对这种生理上的改变产生各种困惑和不理解。在一些文化背景下，是避讳谈论到有关性的话题的，然而随着年轻女性年龄的不断增长，在环境中不可避免会面对性的问题。此外，性激素的增长同样会影响性行为，因为神经肽类上调 GnRH 水平，而 GnRH 会影响性行为，其主要通过作用于下丘脑核团发挥作用[58]。在青春期结束后，年轻女性生理上便具备了性生殖的能力，但并没有从心理上完全成熟和完全独立起来。青春期后的青少年时期被分为三个阶段：早期（11～13 岁），中期（14～16 岁），晚期（17～20 岁）[59]。最初的考量是青少年能否和同龄人和谐相处。此外是身体形象成为主要的关注焦点，某些青春期发育的延迟或者提前都会造成青少年自卑和困扰，导致其远离同伴[59-60]。这个初始的意识之后，青少年开始经历尝试和挑战权威的阶段，试图获得独立。这一青少年群体容易好奇并从事危险性行为。最终，结束青少年时期，年轻人开始思考真正的独立和未来。一些人可以平稳地渡过这段时期，也有一些青少年并不那么顺利。整个过程中，朋友、同龄人、学校以及家庭都起到关键的作用[61]。健康服务志愿者会关心并帮助他们逐渐过渡。由于心理上的不平衡会导致一个年轻人萎靡不振或者误入歧途。因此，一个能够从中获取正面支持的环境对于青少年健康成长和良好自我认知的形成具有重要作用。

参考文献

1. Schwanzel-Fukuda M, Crossin KL, Pfaff DW, Bouloux PM, Hardelin JP, Petit C. Migration of luteinizing hormone releasing hormone (LHRH) neurons in early human embryos. J Comp Neurol. 1996;366(3):547–57.
2. Terasawa EL, Fernandez DL. Neurobiology mechanisms of the onset of puberty in primates. Endocr Rev. 2001;22(1):111–51.
3. Lee PA. Pubertal neuroendocrine maturation: early differentiation and stages of development. Adolesc Pediatr Gynecol. 1988;1(1):3–12.
4. Doble E, Liptrap RM. Clearance rate of gonadotropin releasing hormone in peripheral plasma of the pig. Can J Comp Med. 1983;47(4):491–3.
5. Goodman RL, Hileman SM, Nestor CC, Porter KL, Connors JM, Hardy SL, Millar RP, Cernea M, Coolen LM, Lehman MN. Kisspeptin, neurokinin B, and dynorphin act in the arcuate nucleus to control activity of the GnRH pulse generator in ewes. Endocrinology. 2013; 154(11):4259–69.
6. Okamura H, Tsukamura H, Ohkura S, Uenoyama Y, Wakabayashi Y, Maeda K. Kisspeptin and GnRH pulse generation. Adv Exp Med Biol. 2013;784:297–323.
7. Berkovich N, et al. Intra-pituitary relationship of follicle stimulating hormone and luteinizing hormone during pubertal development in Atlantic bluefin tuna (Thunnus thynnus). Gen Comp Endocrinol. 2013;194C:10–23.
8. Yen SS, Apter D, Butzow T, Laughlin GA. Gonadotropin releasing hormone pulse generator activity before and during sexual maturation in girls: new insights. Hum Reprod. 1993;8 Suppl 2:66–71.
9. Apter D, Butzow TL, Laughlin GA, Yen SS. Gonadotropin releasing hormone pulse generator activity before and during pubertal transition in girls: pulsatile and diurnal patterns of circulating gonadotropins. J Clin Endocrinol Metab. 1993;76(4):940–9.
10. Apter D, Butzow TL, Laughlin GA, Yen SS. Accelerated 24-hour luteinizing hormone pulsatile activity in adolescent girls with ovarian hyperandrogenism: relevance to the developmental phase of polycystic ovarian syndrome. J Clin Endocrinol Metab. 1994;79(1):119–25.
11. Nett TM, Turzillo AM, Baratta M, Rispoli LA. Pituitary effects of steroid hormones on secretion of follicle-stimulating hormone and luteinizing hormone. Domest Anim Endocrinol. 2002;23(1–2):33–42.
12. Kasuya E, Nyberg CL, Mogi K, Terasawa E. A role of gamma-amino butyric acid (GABA) and glutamate in control of puberty in female rhesus monkeys: effect of an antisense oligodeoxynucleotide for GAD67 messenger ribonucleic acid and MK 801 on luteinizing hormone-releasing hormone. Endocrinology. 1999;2:705–12.
13. Terasawa E. Role of GABA in the mechanism of the onset of puberty in non-human primates. Int Rev Neurobiol. 2005;71:113–29.
14. Genazzani AR, Bernardi F, Monteleone P, Luisi S, Luisi M. Neuropeptides, neurotransmitters, neurosteroids, and the onset of puberty. Ann N Y Acad Sci. 2000;900:1–9.
15. Sizonenko PC, Aubert ML. Neuroendocrine changes characteristic of sexual maturation. J Neural Transm Suppl. 1986;21:159–81.
16. Laatikainen TJ. Corticotropin-releasing hormone and opiod peptides in reproduction and stress. Ann Med. 1991;23(5):489–96.
17. Yen SS, Quigley ME, Reid RL, Ropert JF, Cetel NS. Neuroendocrinology of opioid peptides and their role in the control of gonadotropin and prolactin secretion. Am J Obstet Gynecol. 1985;152(4):485–93.
18. Navarro VM, Ruiz-Pino F, et al. Role of neurokinin B in the control of female puberty and its modulation by metabolic status. J Neurosci. 2012;32(7):2388–97.
19. Herbison AE. Genetics of puberty. Horm Res. 2007;68 Suppl 5:75–9.
20. Dibner C, Schibler U, Albrecht U. The mammalian circadian timing system: organization and coordination of central and peripheral clocks. Annu Rev Physiol. 2010;72:517–49.
21. Beltramo M, Dardente H, Cayla X, Caraty A. Cellular mechanisms and integrative timing of neuroendocrine control of GnRH secretion by kisspeptin. Mol Cell Endocrinol. 2014;382:

387–99.
22. Majdoubi EM, Sahu A, Ramaswamy S, Plant TM. Neuropeptide Y: a hypothalamic brake restraining the onset of puberty in primates. Proc Natl Acad Sci U S A. 2000;97(11): 6179–84.
23. Clayton PE, Trueman J. Leptin and puberty. Arch Dis Child. 2000;83(1):1–4.
24. Rogol AD. Sex steroids, growth hormone, leptin and the pubertal growth spurt. Endocr Dev. 2010;17:77–85.
25. Sanchez-Garrido MA, Tena-Sempere M. Metabolic control of puberty: roles of leptin and kisspeptins. Horm Behav. 2013;64(2):187–94.
26. Martos-Moreno GA, Chowen JA, Argente J. Metabolic signals in human puberty: effects of over and undernutrition. Mol Cell Endocrinol. 2010;324(1–2):70–81.
27. Sizonenko PC, Paunier L. Hormonal changes in Puberty III: correlation of plasma dehydroepiandrosterone, testosterone, FSH and LH with stages of puberty and bone age in normal boys and girls and in patients with Addison's disease or hypogonadism or with premature or late adrenarche. J Clin Endocrinol Metab. 1975;41(5):894–904.
28. Jiang X, Dias JA, He X. Structural biology of glycoprotein hormones and their receptors: insights to signaling. Mol Cell Endocrinol. 2014;382:424–51.
29. PubMed Gene Finder. FSHB follicle stimulating hormone, beta polypeptide [*Homo sapiens* (human)] Gene ID: 2488. Available from http://www.ncbi.nlm.nih.gov/gene/2488.
30. Naylor SL, Chin WW, Goodman HM, Lalley PA, Grzeschik KH, Sakaguchi AY. Chromosome assignment of genes encoding the alpha and beta subunits of glycoprotein hormones in man and mouse. Somatic Cell Genet. 1983;9(6):757–70.
31. Filicori M. The role of luteinizing hormone in folliculogenesis and ovulation induction. Fertil Steril. 1999;71(3):405–14.
32. Hawkins SM, Matzuk MM. Menstrual cycle: basic biology. Ann N Y Acad Sci. 2008;1135:10–8.
33. Filicori M, Cognigni GE, Samara A, Melappioni S, Perri T, Cantelli B, Parmegiani L, Pelusi G, DeAloysio D. The use of LH activity to drive folliculogenesis: exploring uncharted territories in ovulation induction. Hum Reprod Update. 2002;8(6):543–57.
34. Christoforidis A, Maniadaki I, Stanhope R. Growth hormone/insulin-like growth factor-1 axis during puberty. Pediatr Endocrinol Rev. 2005;3(1):5–10.
35. Makanji Y, Harrison CA, Robertson DM. Feedback regulation by inhibins A and B of the pituitary secretion of follicle-stimulating hormone. Vitam Horm. 2011;85:299–321.
36. Maeda K, Ohkura S, Uenoyama Y, Wakabayashi Y, Oka Y, Tsukamura H, Okamura H. Neurobiological mechanisms underlying GnRH pulse generation by the hypothalamus. Brain Res. 2010;1364:103–15.
37. American College of Obstetrics & Gynecology. ACOG practice bulletin no. 128: Diagnosis of abnormal uterine bleeding in reproductive-aged women. Obstet Gynecol. 2012 Jul;120(1): 197–206.
38. Maksem JA, Robboy SJ, Bishop JW, Meiers I. Endometrial cytology with tissue correlations. New York: Springer; 2009.
39. Manesh VB, Brann DW. Interaction between ovarian and adrenal steroids in the regulation of gonadotropin secretion. J Steroid Biochem Mol Biol. 1992;41(3–8):495–513.
40. Hillier SG, Miro F. Inhibin, activin and follistatin. Potential roles in ovarian physiology. Ann N Y Acad Sci. 1993;687:29.38.
41. McNeilly AS. The control of FSH secretion. Acta Endocrinol Suppl (copenh). 1988;288: 31–40.
42. Burger HG, Igarashi M. Inhibin: definition and nomenclature, including related substances. J Clin Endocrinol Metab. 1988;66(4):885–6.
43. Foster CM, Phillips DJ, Wyman T, Evans LW, Groome NP, Padmanabhan V. Changes in serum inhibin, activin and follistatin concentrations during puberty in girls. Hum Reprod. 2000;15(5):1052–7.
44. Kettel LM, Depaolo LV, Morales AJ, Apter D, Ling N, Yen SS. Circulating levels of follistatin from puberty to menopause. Fertil Steril. 1996;65(3):472–6.
45. Apter D. Serum steroids and pituitary hormones in female puberty: a partly longitudinal study. Clin Endocrinol. 1980;12(2):107–20.

46. Slyper AH. The pubertal timing controversy in the USA, and a review of possible causative factors for the advance in timing of onset of puberty. Clin Endocrinol (Oxf). 2006;65:1–8.
47. Rosenfield RL, Lipton RB, Drum ML. Thelarche, pubarche, and menarche attainment in children with normal and elevated body mass index. Pediatrics. 2009;123(1):84–8.
48. Sun SS, et al. Is sexual maturity occurring earlier among U.S. children? J Adolesc Health. 2005;37(5):345–55.
49. Euling SY, et al. Examination of US puberty-timing data from 1940 to 1994 for secular trends; panel findings. Pediatrics. 2008;121 Suppl 3:S172–91.
50. Herman-Giddens ME, Kaplowitz PB, Wasserman R. Navigating the recent articles on girls' puberty in Pediatrics: what do we know and where do we go from here? Pediatrics. 2004;113(4):911–7.
51. Kaplowitz P. Pubertal development in girls: secular trends. Curr Opin Obstet Gynecol. 2006;18(5):487–91.
52. Lee PA. Normal ages of pubertal events among American boys and girls. J Adolesc Health Care. 1980;1(1):26–9.
53. Wyshak G, Frisch RE. Evidence for a secular trend in age of menarche. N Engl J Med. 1982;306(17):1033–5.
54. Harlan WR, Harlan EA, Grillo GP. Secondary sex characteristics of girls 12 to 17 years of age: the U.S. Health Examination Survey. J Pediatr. 1980;96(6):1074–8.
55. Wu T, Mendola P, Buck GM. Ethnic differences in the presence of secondary sex characteristics and menarche among US girls: the Third National Health and Nutrition Examination Survey, 1988-1994. Pediatrics. 2002;110(4):752–7.
56. Sun SS, Schubert CM, Chumlea WC, Roche AF, Kulin HE, Lee PA, Himes JH, Ryan AS. National estimates of the timing of sexual maturation and racial differences among US children. Pediatrics. 2002;110(5):911–9.
57. Herman-Giddens ME, Slora EJ, Wasserman RC, Bourdony CJ, Bhapkar MV, Koch GG, Hasemeier CM. Secondary sexual characteristics and menses in young girls seen in office practice: a study from the Pediatric Research in Office Settings network. Pediatrics. 1997;99(4):505–12.
58. Argiolas A, Melis MR. Neuropeptides and central control of sexual behaviour from the past to the present: a review. Prog Neurobiol. 2013;108:80–107.
59. Dixon SD, Stein MT. Encounters with children–pediatric behavior and development. Chicago: Year Book Medical Publishers; 1987.
60. Ge X, Conger RD, Elder Jr GH. Coming of age too early: pubertal influences on girls vulnerability to psychological distress. Child Dev. 1996;67(6):3386–400.
61. Remschmidt H. Psychosocial milestones in normal puberty and adolescence. Horm Res. 1994;41 Suppl 2:19–29.

第5章
胎儿和新生儿青春期

Fetal and Neonatal Puberty

Nancy A. Sokkary 著

任潇亚 译 巩纯秀 审校

摘要

宫内胎儿卵巢形成后，下丘脑-垂体-卵巢轴建立，产生性激素，青春期发育始于宫内，随着胎儿卵巢的形成，HPO轴的建立，性激素即开始产生。胎儿卵巢的发育及性激素的生成过程是相当复杂的。文献中对此过程已进行了深入的研究，但卵巢在胚胎中的确切起源还不甚了解。我们对促性腺素和卵巢所分泌激素有详尽记载，但对激素的周期性作用确切机制仍知之甚少。早期激素暴露可以引发一些生理变化。这些变化大多是良性的、自限性的，但重要的是我们要熟知与正常情况相关的体征以外的异常。这些情况在出生时是激素微环境相关的，但之后有可能是与之相关的并发症，因此需注意鉴别。

关键词

新生儿 · 胎儿 · 卵巢发育 · 下丘脑-垂体-卵巢轴发育

N. A. Sokkary (✉)
Department of Obstetrics and Gynecology, University of New Mexico School of Medicine, Albuquerque, NM 87131-0001, USA
e-mail: nsokkary@salud.unm.edu

J. E. Dietrich (ed.), *Female Puberty: A Comprehensive Guide for Clinicians*,
DOI 10.1007/978-1-4939-0912-4_5,

胎儿卵巢

性腺分化

在胚胎发育的前 7 周，可辨认出男女性腺[1]。尿生殖嵴由中肾和生殖腺嵴组成[2]。第 5 周在中肾内侧尿生殖嵴的突出部位形成生殖腺嵴可发育为未分化性腺（图 5-1）[3]。性腺的最早形态包含生殖细胞和体细胞。体细胞有可能来源于中肾、间充质和体腔上皮[2]。体腔上皮腔是肠腔和体壁之间充满液体的腔隙。以中肾为里衬，形成腹膜腔、胸膜腔和心包腔[1]。原始生殖细胞来源于外胚层。生殖细胞通过黏附和趋化肽迁移到生殖嵴。为保证生殖细胞的存活及功能正常，生殖细胞的迁移对男性和女性来讲都极为重要[2]。

卵巢分化的过程很大程度上仍是未知的。以下两个因素对卵巢的正常形成是必要的：睾丸发育的抑制和卵巢功能性生殖细胞的发育。在大量研究的基础上，提出了针对卵巢分化的过程有几个貌似合理的假说。*WNT-4* 和 *RSPO1* 抑制成纤维细胞生长因子（FGF-9）可以引起 *Sox-9*

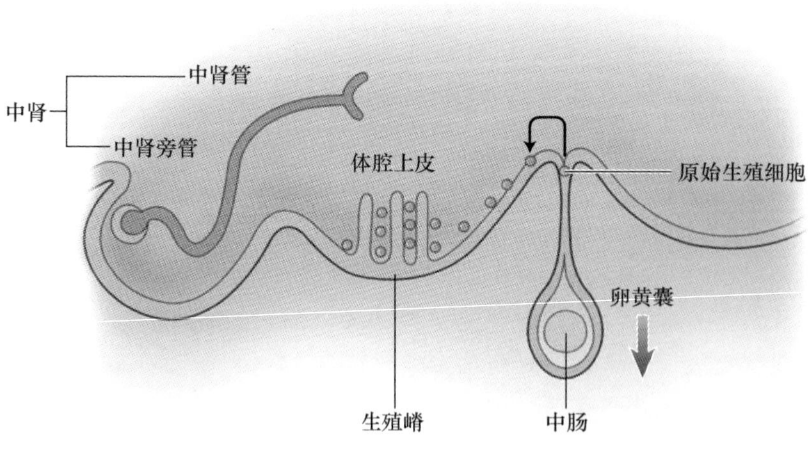

图 5-1 尿生殖嵴

生殖腺嵴由中肾和中肠之间的泌尿生殖嵴突出部分发育而来。随着原始生殖细胞的迁移和成熟，性腺开始形成

水平降低，从而抑制睾丸的发育[2,4]。Sprouty 2 蛋白在抑制过程中也可能起到了重要作用[2]。卵巢的发育依赖存活的生殖细胞[4]。原始生殖细胞进入卵巢的外皮质区。如果生殖细胞未迁移至生殖嵴，生殖细胞则异常，或信号级联反应中断，则会导致性腺退化及形成发育不全的卵巢（条索状卵巢）[4]。

卵巢的发育

生殖细胞一旦迁移至性腺就转变为卵原细胞。生殖细胞开始迁移的同时开始有丝分裂，该过程持续至妊娠的第 4 个月[2,4]。妊娠的最后 4 个月，性腺中将有 600 万～700 万个卵原细胞。在髓质区被选择的卵原细胞进入第一次减数分裂前期。新形成的初级卵母细胞（配子）将停留在第一次减数分裂前期的核网期或双线期。初级卵母细胞会进入休止期，此阶段会持续到青春期后某个卵母细胞被选择以完成排卵。初级卵母细胞停留在此阶段很可能与粒层细胞分泌的抑制物质相关。

卵泡形成

对于卵泡的起源我们并不太了解。目前的研究表明，卵泡细胞来源于中肾原始性索、体腔细胞或者两者的混合体[4]。体细胞由体腔上皮细胞和间质细胞环绕，进而形成卵泡细胞。随之这些细胞形成前颗粒细胞。前颗粒细胞包绕一个个的卵母细胞形成原始卵泡。发育的最后阶段为前颗粒细胞发育为成熟的颗粒细胞。约 105 个颗粒细胞包绕卵母细胞形成一个初级卵泡（图 5-2）[2]。20 周左右的胎儿卵巢中开始出现原始卵泡[5]。残存的间质组织发育为原始卵巢间质，来分隔初级卵泡。

最后，妊娠第 3 个月窦状卵泡开始发育。前窦卵泡在妊娠第 6 个月开始形成，此时颗粒细胞已发育成熟[6]。窦状卵泡中含有大量液体，此时鞘细胞包绕卵泡（图 5-2）[2]。

一些研究显示，早在妊娠 9 周时，雌激素即处于较低的水平分泌；但其他研究显示在之后的妊娠中发生卵泡成熟前，仍不能确定胎儿体内是否有雌激素的分泌[2-3]。但胎儿至少暴露于来自于母体的雌激素。胎儿雌激素的产生是经过胎儿肾上腺中一系列激素的转换，通过胎儿肝和胎盘，最后被母体肝共轭化[6]。雌激素在胎儿中对女性性别分化的影响不明确。与男性不同，女性在没有激素信号的引导下，内外生殖器也会发育。

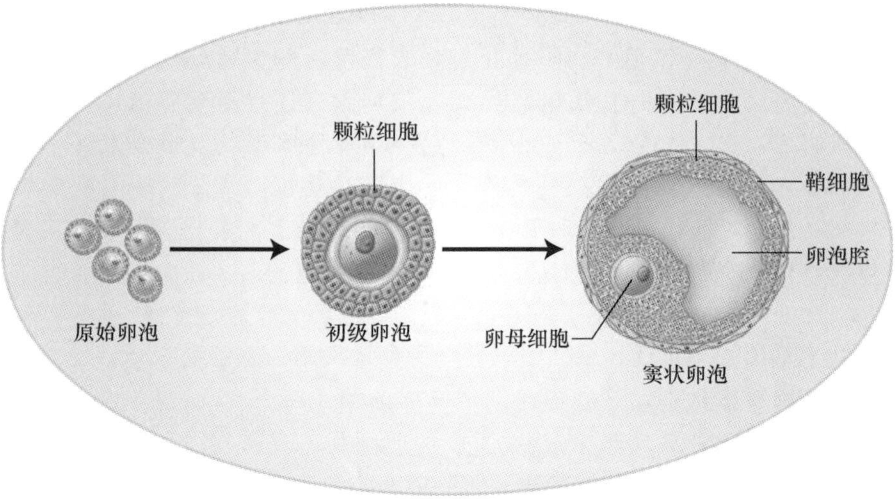

图 5-2 胎儿卵巢的发育：原始卵泡发育到窦状卵泡
在妊娠第 3 个月开始出现窦状卵泡，此时鞘细胞和颗粒细胞包绕卵母细胞

新生儿卵巢

出生时，卵巢的直径大约为 1 cm，重量为 250～350 mg。新生儿卵巢与成人卵巢结构完全相同，包含髓质，含卵泡的内皮层、外皮质区和卵巢门。由于快速闭锁，卵巢中大约有 200 万个卵母细胞。这些卵母细胞以原始卵泡的形式处在不同的成熟阶段[2]。

下丘脑-垂体-卵巢轴的发育

下丘脑-垂体-卵巢轴（HPO）是一个卵巢、下丘脑、垂体之间复杂的正、负反馈相互作用的通路。这条通路在女性中主要受促性腺素释放激素、促黄体素、促卵泡素（FSH）的控制。始于胎儿期的多种激素的精细调控和平衡保证了 HPO 各器官的正常发育。

胎儿绒毛膜促性腺激素

下丘脑-垂体-卵巢轴在新生儿时期就有功能。腺垂体对下丘脑发出的信号做出反应，产生促黄体素（LH）和促卵泡素[7]。早期的文献显示，妊娠 68 天下丘脑-垂体-卵巢轴发育完善，并生成 LH/FSH[8]。正如前面所提到的，女性胎儿分泌的雌激素即使有，浓度也很低。与男性不同的是，女性体内缺乏负反馈导致高浓度促性腺素（尤其是 FSH）。

在宫内，妊娠中期 FSH 达到高峰，随后持续降低。具体的降低机制尚不明确，但很可能与卵巢和胎盘分泌的抑制素相关[9]。针对胎儿垂体的研究，发现 FSH 在妊娠 25～29 周之间达到高峰，此时出现初级卵泡。在此之后 FSH 浓度逐渐下降（见图 5-3）[7]。这表明 FSH 的生成和释放入血是同步的。

对女性胎儿的 LH 含量进行研究时，发现在孕早期（10～14 周）和孕中期末段（25～29 周）会出现急剧的上升（图 5-3）。LH 和 FSH 的模式在不同性别和不同胎龄中均不相同。即使在宫内，女性胎儿的 FSH 仍处于高水平。在极度早产儿中 LH 水平是不同的，这一现象显示在男性中 LH 水平较高，但这一结论的研究记录不充分[7,9]。有趣的是，在研究垂体促性腺素含量时，发现女性较男性有较高的 FSH 和 LH[7]。

胎儿在宫内就已开始生成抑制物质。在妊娠最后 3 个月抑制物质水平一直升高，而且男性胎儿在不同胎龄均明显增高。众所周知，胎儿睾丸合成抑制素比胎儿卵巢早，这就解释了抑制素浓度在男性胎儿中较高的现象[9]。然而，胎儿体内同样存在着非性腺来源的抑制素。肾上腺和

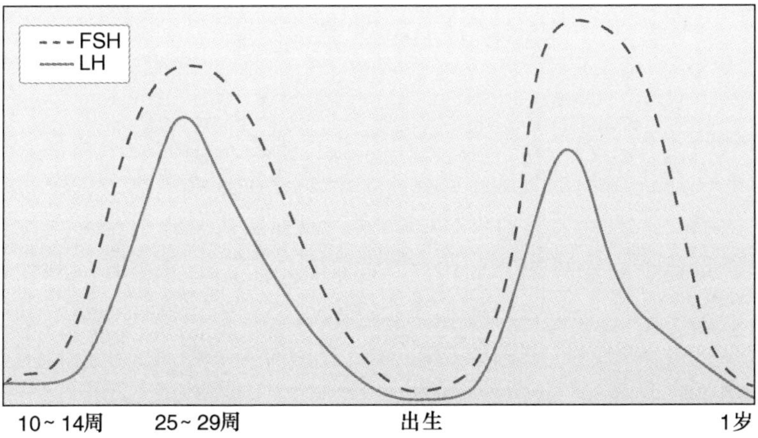

图 5-3　促性腺素的血清水平：1 岁以内 LH 和 FSH 的波动

宫内 25～29 周 LH 和 FSH 达到两次高峰，在出生后有一个短期高峰。在正常的女性胎儿中，FSH 的水平较 LH 的水平高

胎盘都可以合成和分泌抑制素，这可能是早期妊娠中存在抑制素的原因[9]。

新生儿促性腺素

女婴出生后会出现 LH 和 FSH 高峰，男婴中则不会出现[10]。新生儿 FSH 高峰出现的确切时间不明确，大致在出生后 2～4 周[10]。新生儿在出生的 28 天内，FSH 水平显著升高。一项研究显示，女婴出生时 FSH 的平均水平约为 2 mIU/ml，出生 28 天约为 10 mIU/ml[11]。FSH 水平在出生 1 年内的婴儿中较处于月经周期任何时点的女人高（图 5-3）[6]。这种升高的现象可能与出生后失去母体雌激素刺激相关，失去母体雌激素从而减少了对下丘脑-垂体-卵巢轴的负反馈作用[10]。这一升高虽然是低水平升高，但该现象将从新生儿期持续到婴儿期。

新生儿期与月经周期的卵泡期生成的低 LH 和抑制素水平相似[9]。在这章的最后将讨论不同浓度循环促性腺激素对胎儿和新生儿的影响。

有强的证据显示早产儿的 FSH 和 LH 水平生来就明显升高，女婴 LH/FSH 比值则较低。随着胎龄的增加（近 40 周），FSH 和 LH 开始降低[7,9]。早产女婴 FSH 处于高水平的原因还不清楚，但认为与下丘脑-垂体-卵巢轴未成熟或还未建立负反馈的调节相关。促性腺素水平的不同可能还与不同性别中的合成和分泌不同有关[7-9]。

新生儿的激素暴露

女性胎儿在子宫内暴露于一定浓度的雌激素。这些刺激和很多其他激素改变一样，在胎儿期至出生后一段时期产生多重影响。区分正常和异常的影响是比较困难的。母体的激素可以在新生儿中引起一些生理变化，如卵巢囊肿、短暂性乳房发育、阴道成熟。新生儿发育的其他很多方面实际对以后的青春期发育有很大的影响。

卵巢囊肿

新生儿囊肿在宫内就已发生。充满液体的窦状卵泡在孕晚期出现。在 LH 的刺激下可以出现黄色的囊肿，在显微镜下观察时可以看到排空的卵泡和鞘细胞。某个卵泡被选择而发育为囊肿的原因还不清楚。但已知某些疾病与胎儿囊肿的发生相关，如糖尿病、先兆子痫、同种免疫疾病。去除母体雌激素的影响后，LH 和 FSH 的高峰消失，新生儿的囊肿也会自然消退[6,12]。50%以上的新生儿囊肿在 1 个月后会消失，大部分囊肿会在 3 个月后消失，但有些会持续到 6 个月[13]。

胎儿和新生儿卵巢囊肿通常是在产前超声检查时偶然发现。在女婴体内发现非中线骨盆液体囊性肿块要高度怀疑卵巢囊肿。如果发现是一个单一的液性囊腔，就更符合卵巢囊肿的诊断，但卵巢囊肿约 4%的患儿可以表现为双侧病变[14]。但因为表现相似，确诊前需要排除泌尿、消化、生殖道疾病。

这些单纯性囊肿可以通过囊肿大小来辅助诊断和治疗。附件区液性囊腔<2.5 cm，则认为是正常的卵泡。如果发现卵泡增大，需要反复进行子宫超声检查，但多数卵泡大小从诊断到出生变化不大。一些学者认为在囊肿增大超过 4 cm，需要进行手术，但这一结论尚未达成统一[14]。出生后如果发现囊肿压迫肠道或泌尿系统需要及时处理。另外，如果超声发现囊肿出现扭转（碎片、凝固性血块、有分隔或血流不足）或者有恶变倾向需要尽早治疗[14]。无症状的单纯性囊肿可以每 4～6 周进行一次超声检查直至 6 月龄大小。一些人主张对于超过 5 cm 有扭转危险的囊肿可以行引流术[15]。6 个月后囊肿还未消除，超声检查发现囊肿增大，或者有临床症状，需要马上治疗。腹腔镜手术是合理的选择；但如果是液性囊腔，需要使用经腹引流术的微创方法治疗。若囊肿过大或较为复杂，可通过腹腔镜或开腹手术移除[6,15]。

乳房早发育

新生儿的激素暴露可以刺激乳房的发育。这种良性的青春期前乳房早发育现象在出生后几周内可以观察到。这一现象是自限性的，在出生后的几个月内可以不进行治疗。也有可能出现类似乳汁的白色稀薄液体从乳头溢出。挤压乳头或者其他的刺激会延长消退时间，所以要避免该动作[16]。真性性早熟的发生率只有 2%，而且大多数发生在 1～3 岁。因为真性性早熟在小年龄的发生率较高，所以 6 个月以内一定要明确乳房发育患儿的鉴别诊断[16]。

外阴阴道成熟

足月儿的阴蒂大小一般为长 2～8 mm，宽 2～6 mm[17]。在宫内及新生儿期，阴蒂对雄激素的反应较敏感。阴蒂肥大经常出现在宫内雄激素暴露的患儿中，如先天性肾上腺增生症和早产儿。一些人反对，认为早产儿会阴部脂肪垫的缺乏使阴蒂的外观肿大，而大小实际上是与足月婴儿相同[18]。

来自母体的雌激素暴露以及卵泡囊肿生成的低水平雌激素，可以导致新生儿阴唇水肿[6]。处女膜也可以出现轻度的增大，需要与尿道脱垂和阴道病变相鉴别。丰富的处女膜组织，会与其他组织（如尿道、阴道）混杂，难以分辨。正常水平的雌激素对阴蒂结构的影响不大[17]。

低出生体重儿的青春期发育

儿项研究显示，低出生体重和青春期早发育相关。小于胎龄儿通常有一段时间快速的体重增加，“追赶”同龄人。越来越多的研究显示，这种现象可能是不利的。8 岁的低出生体重的女孩比正常出生体重的 8 岁女孩体重指数（BMI）增高。同样的在第 9 个月和第 10 个月体重快速增加的低出生体重儿，在 10 岁时有较高的 BMI，而且初潮年龄提前[19]。女性低出生体重儿也有阴毛早现的表现[20]。

此外，低出生体重以及出生后体重快速增长，也和一些疾病相关，如葡萄糖不耐受、高血压、高甘油三酯。其确切的机制还不清楚，但有可能跟胰岛素相关，胰岛素是胎儿生长的重要物质。研究显示，上述现象的出现可能与宫内胰岛素抵抗有关，使得营养物质摄入不足、患儿体重偏低[19]。相反，胰岛素受体的异常磷酸化有可能与阴毛早现、卵巢分泌过多雄激素有关，而且高胰岛素血症也可能与胎儿生长异常相关。

参考文献

1. Moore KL, Persaud TVN. Body cavities, mesenteries, and diaphram. In: The developing human: clinically oriented embryology. 7th ed. Philadelphia, PA: Saunders; 2003.
2. Speroff L, Fritz MA. The ovary-embryology and development. In: Clinical gynecology endocrinology and infertility. Philadelphia, PA: Lippincott, Wilson & Williams; 2005. p. 105–19.
3. Kovacs WJ. Sexual differentiation. In: Ojeda SOR, editor. Textbook of endocrine physiology. Oxford, NY: Oxford University Press; 2012. p. 174–9.
4. Urogenital system, 4th edition. Calrson BM, editor. Human embryology and developmental biology. Elsevier, Philadelphia, PA, 2009; 420–1.
5. White BA. Life cycle of the male and female reproductive systems. In: Porterfield SP, editor. Endocrine and reproductive physiology. Philadelphia, PA: Mosby-Elsevier; 2013. p. 180–7.
6. Dolgin SE. Ovarian masses in the newborn. Semin Pediatr Surg. 2000;9(3):121–7.

7. Kaplan SL, Grumbach MM. The ontogenesis of human foetal hormones. II. Luteinizing hormone (LH) and follicle stimulating hormone (FSH). Acta Endocrinol (Copenh). 1976;81(4): 808–29.
8. Greaves RF, Hunt RW, Chiriano AS, Zacharin MR. Luteinizing hormone and follicle-stimulating hormone levels in extreme prematurity: development of reference intervals. Pediatrics. 2008;121(3):e574–80.
9. Massa G, de Zegher F, Vanderschueren-Lodeweyckx M. Serum levels of immunoreactive inhibin, FSH, and LH in human infants at preterm and term birth. Biol Neonate. 1992; 61(3):150–5.
10. Shinkawa O, Furuhashi N, Fukaya T, Suzuki M, Kono H, Tachibana Y. Changes of serum gonadotropin levels and sex differences in premature and mature infant during neonatal life. J Clin Endocrinol Metab. 1983;56(6):1327–31.
11. Schmidt H, Schwarz HP. Serum concentrations of LH and FSH in the healthy newborn. Eur J Endocrinol. 2000;143(2):213–5.
12. Helmrath MA, Shin CE, Warner BW. Ovarian cysts in the pediatric population. Semin Pediatr Surg. 1998;7(1):19–28.
13. Sakala EP, Leon ZA, Rouse GA. Management of antenatally diagnosed fetal ovarian cysts. Obstet Gynecol Surv. 1991;46(7):407–14.
14. Armentano G, Dodero P, Natta A, Magillo P, Sugliano GC. Fetal ovarian cysts: prenatal diagnosis and management. Report of two cases and review of literature. Clin Exp Obstet Gynecol. 1998;25(3):88–91.
15. Bryant AE, Laufer MR. Fetal ovarian cysts: incidence, diagnosis and management. J Reprod Med. 2004;49(5):329–37.
16. Greydanus DE, Matytsina L, Gains M. Breast disorders in children and adolescents. Prim Care. 2006;33(2):455–502.
17. Oberfield SE, Mondok A, Shahrivar F, Klein JF, Levine LS. Clitoral size in full-term infants. Am J Perinatol. 1989;6(4):453–4.
18. Greaves R, Hunt RW, Zacharin M. Transient anomalies in genital appearance in some extremely preterm female infants may be the result of foetal programming causing a surge in LH and the over activation of the pituitary-gonadal axis. Clin Endocrinol (Oxf). 2008;69(5): 763–8.
19. Styne DM, Grumbach MM. Puberty: ontogeny, neuroendocrinology, physiology, and disorders. In: Melmed S, Polonsky KL, Reed PR, Kronenberg HM, editors. Williams textbook of endocrinology. Philadelphia, PA: Saunders; 2011. p. 1054–6.
20. Ibanez L, de Zegher F, Potau N. Premature pubarche, ovarian hyperandrogenism, hyperinsulinism and the polycystic ovary syndrome: from a complex constellation to a simple sequence of prenatal onset. J Endocrinol Invest. 1998;21(9):558–66.

第 6 章
中枢性性早熟

Central Precocious Puberty

Jennifer E. Dietrich 著
任潇亚 译 巩纯秀 审校

摘要

背景：中枢性性早熟在女童中的发生率为 0.2%，其官方定义为 7 岁以下女童出现青春期发育的征象。这一现象是下丘脑-垂体轴的早期激活引起的。中枢性性早熟最常见的类型是特发性，虽然是个除外性诊断。目的：因为中枢性性早熟性发育的特征是进行性的，可以出现初潮提前、骨骼快速发育、骨骺提前闭合，所以需要明确其治疗的时机。结果：鉴别中枢性性早熟较为重要。其最主要的表现是在 7 岁以下出现青春期发育症状。治疗特发性性早熟有多种方法，这些方法均可达到远期良好的效果，患儿通过治疗可以达到预期身高。

关键词

中枢性性早熟 · 身材矮小 · 诊断 · 治疗 · 特发性

J. E. Dietrich, M. D., M. Sc. (✉)
Department of Obstetrics, Gynecology, and Pediatrics. Baylor College of Medicine, Texas Children's Hospital, 6651 Main St, Suite F1050, Houston, TX77030, USA
e-mail: jedietri@bcm.edu; jedietri@texaschildrens.org

J. E. Dietrich (ed.), *Female Puberty: A Comprehensive Guide for Clinicians*,
DOI 10.1007/978-1-4939-0912-4_2, © Springer Science+Business Media New York 2014

背 景

在女孩中，中枢性性早熟（central precocious puberty，CPP）被定义为白种人女孩7岁以前和黑种人女孩6岁以前出现第二性征发育。但应强调的是，女孩在8岁之前出现第二性征的发育，仍需要高度怀疑中枢性性早熟[1-3]。中枢性性早熟是由于下丘脑-垂体轴的早期激活引起。其总患病率约为0.2%，幸运的是其中90%的性早熟患者为特发性。即在单纯性乳房发育的情况下也会发展为中枢性性早熟[4]。其中20%的中枢性性早熟是由于脑部器质性病变引起的[1-3]。对于一些有家族倾向的罕见中枢性性早熟可能与常染色体显性遗传或X连锁突变相关。无家族遗传倾向及脑部器质性病变的患儿若出现性早熟，则一般诊断为特发性。因此，脑部磁共振检查对排除脑部器质性病变有很大帮助。引起中枢性性早熟常见脑部疾病包括错构瘤、肉芽肿、感染、创伤、放射性物质接触史。这些疾病的本质是引起促性腺素释放激素分泌过多，从而导致中枢性性早熟[1-3]。

过去诊断性早熟的年龄界限为低于正常青春期平均年龄的两个标准差（小于第3百分位）值。这些诊断标准都基于Marshall和Tanner在20世纪60年代的工作[2,5]。然而在过去几十年内，女性初潮的平均年龄逐渐提前，定义性早熟年龄低于第3百分位的界限已不适用。现在许多儿科内分泌学家对正常和异常的青春期发育年龄的界定有所改变，他们认为这种改变可能会有5%～10%的漏诊率。因此，为避免漏诊儿童进展性性早熟，以及潜在病理改变，专家们建议诊断性早熟的特定年龄界限不应改变。中枢性性早熟的诊断标准应该依靠病史、体格检查、青春期发育情况、骨骼的成熟度和生长速度[2,5]。

如果不及时治疗，中枢性性早熟将会引起第二性征的快速发育，月经初潮提前，以及骨骺受到刺激后骨骼的快速成熟。早期骨骺受到刺激会导致早期身材高大，但会引起骨骺提前闭合，从而会导致成年终身高低于预期[1-3,5]。

临床表现与评估

最常见的临床表现是7岁之前出现第二性征的发育。根据症状和体征进程快速和进展性，相较于缓慢则重要性不同，如数周和数月则预示着该过程的深层的不同型别[5]。例如，中枢性性早熟症状呈快速进展，则中枢神经系统病变的可能性大。若性早熟症状为慢性进展，则需考虑潜在的危险因素，如单纯乳房发育病史、青春期前肾上腺功能早现、肾上腺功能减退、甲状腺疾病、脑外伤或感染、脑部放射史。如果没有这些危险因素，则特发性性早熟的可能性大[5]。但在症状表现初期，病史回顾、体格检查，乳房发育及外生殖器 Tanner 分期（参见第 5 章图 5-1a，b)，观察生长曲线变化出现跨越到临界，则需要进一步的实验室检查和影像学检查。影像学检查包括手腕部骨龄、盆腔 B 超（检查卵巢和子宫的大小，并排除分泌激素的囊肿和肿块）。如果骨龄显示大于实际年龄的两个标准差，则认为早期激素的暴露促进了骨骼的成熟[5-6]。实验室检查同样重要（表 6-1）。引起中枢性和外周性性早熟的原因有很多，而且互相交叉，此时实验室检查对于鉴别两种性早熟极为重要[2,5]。基础 FSH 和 LH 与雌二醇一同检查则非常有用。青春期高水平 FSH 或青春期前低水平雌二醇两个指标不如基础水平 LH 或激发后 LH＞5 IU/L 敏感。如果基础 LH 不高，此时促性腺素释放激素激发试验有助于诊断。若激发后 LH＞5 IU/L，此时高度怀疑中枢性性早熟，通过脑部 MRI 排除器质性病变[7]。

对促甲状腺激素（TSH）的检查也尤为重要，因为高甲状腺激素可以引起卵巢分泌激素增加[2,5]。在人绒毛膜促性腺激素的分泌增高的人群中，可能二次激发卵巢激素。由卵巢或肾上腺分泌的雄激素如睾酮、硫酸脱氢表雄酮以及 17-羟孕酮同样需要检验。卵巢激素，如雌激素或睾酮水平显著升高，应高度怀疑肿瘤。因此脑部 MRI 和盆腔超声应为一线检查项目（图 6-1)[9]。虽然青春期前的正常女孩可以出现一些小的卵巢囊肿，但卵巢体积和子宫大小对辨别青春期早期发育仍然有很大的帮助[9]。

表 6-1　中枢性性早熟实验室检查

血清人绒毛膜促性腺激素
睾酮
硫酸脱氢表雄酮
17-羟孕酮
雌二醇
促卵泡素
促黄体素
促甲状腺激素
催乳素

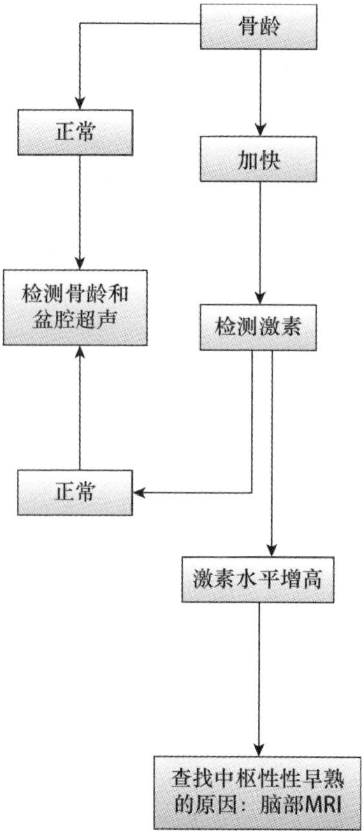

图 6-1 基于骨龄的诊断中枢性性早熟的流程

促性腺素释放激素激发试验

促性腺素释放激素激发试验是一个可以验证中枢性性早熟的试验[10-13]。通常需要注射促性腺素释放激素 20 μg/kg（最大量为 500 μg），但在注射前要检测 FSH、LH 和雌二醇的水平，注射后在不同时间点检测 FSH、LH 和雌二醇的水平[10-14]。若激发后 LH>5 IU/L，应该高度怀疑中枢性，但有些作者认为若 LH>9.2 IU/L 增加了诊断中枢性性早熟的特异性。一些研究认为在注射促性腺素释放激素后 30 min 和 60 min 后检查 LH 和 FSH 水平，但 LH 水平可能会在 3 h 时开始升高，所以另外一些研究认为应该在 1 h 和 3 h 时重复检查 LH 和 FSH 水平[14]。至少有一项研究证实，LH 峰值在 30 min 和 3 h 相似，而且两者对诊断中枢性性早熟均无足够的依据，因此只测定 30 min 的峰值可以节省患者的花费和就诊时间[15]。下面表格中激素的水平对中枢性性早熟的诊断极为重要（表 6-2）[10-13]。

表 6-2　促性腺素释放激素激发试验判定性早熟类型

性早熟类型	性腺大小	FSH 和 LH	雌二醇和睾酮	硫酸脱氢表雄酮	刺激试验反应
特发性	增大	升高	升高	正常或升高	青春期
中枢神经系统肿瘤	增大	升高	升高	正常或升高	青春期
外周	增大	抑制	升高	正常或升高	无反应
肾上腺	正常青春期前水平	正常	正常或升高	升高	无反应

治　疗

当儿童出现相较于同龄人超前的青春期发育征象或骨龄超前影响终身高时需要治疗。主要治疗是使用促性腺素释放激素类似物，以达到预期成年身高[1-3,6]。促性腺素释放激素受体在促性腺素释放激素的刺激下可以引起垂体分泌 FSH 和 LH，促性腺素释放激素类似物可以使促性腺素释放激素受体在下丘脑以下水平达到饱和而起效；一旦促性腺素释放激素受体饱和，FSH 和 LH 的分泌受到抑制，因此激素刺激引起的性早熟也得到控制[1-3]。促性腺素释放激素类似物及其用法包括：醋酸亮丙瑞林每月 7.5～15 mg，肌内注射；组氨瑞林，每年皮下注射；鼻滴醋酸那法瑞林，1.6～1.8 mg/d[1-3,5]。激素治疗的目的是抑制自主促性腺素的生成，从而抑制青春期的早发育[1-3]。以往研究并不普遍支持患儿出现生长缓慢，而且没有数据显示治疗后性腺是否存在长期问题。尽管如此，专家还是认为低水平的促性腺素水平仍然存在潜在的或未知的风险。在治疗过程中要实时监测第二性征的发育、身高、激素抑制情况、骨龄。在达到预期身高（基于父母身高判定）前，治疗是持续进行的[16]。为达到预期身高建议家长要早期使用促性腺素释放激素治疗。文献中显示 5～6 岁开始使用促性腺素释放激素治疗可以改变成年后身高[16-18]。虽然治疗的目的是达到激素抑制的作用，但使用促性腺素释放激素类似物治疗还是担心影响骨密度[17]。促性腺素释放激素对成年女性影响较大，但对儿童而言该激素只是将其恢复至青春期前的状态。治疗后骨质正常堆积，而没有与治疗时间相关的长久作用。治疗完成后，促性腺素释放激素的正常分泌脉冲在几周至几个月内可以恢复正常，但也有报道称最长恢复可以延长至 4.5 年[5,17-18]。一般来讲，会有正常青春期发育及月经周期。现在针对未来生育及后代的影响研究数据较少，但这些有限的数据显示生育功能及后代均正常[5]。

咨 询

咨询对患儿及家庭都极为重要，这可以帮助其理解性早熟可逆及不可逆的原因，同时可以针对身材矮小有自卑心理者进行心理疏导。另外，女孩早发育会对自己与同龄人的差异更敏感[19]。

结 论

诊断中枢性性早熟极为重要。7 岁之前出现青春期的发育为诊断的重要条件。通过实验室检查可以判断中枢性性早熟的原因。特发性中枢性性早熟是最常见的原因，其诊断仍然为排除性诊断。如果确诊为中枢性性早熟，且病情发展呈持续性，则需要针对潜在病因进行治疗。治疗特发性中枢性性早熟有多种方法，均可使患儿达到其遗传终身高。

参考文献

1. Loomba-Albrecht LA, Styne DA. The physiology of puberty and its disorders. Pediatr Ann. 2012;41(4):e1–9.
2. Sorensen K, Mouritsen A, Aksglaede L, Hagen CP, Mogensen SS, Juul A. Recent secular trends in pubertal timing: implications for evaluation and diagnosis of precocious puberty. Horm Res Pediatr. 2012;77:137–45.
3. Sperling M, editor. Pediatric endocrinology. 3rd ed. Philadelphia: Saunders; 2008. p. 530–609.
4. Ucar A, Saka N, Bas F, Bundak R, Gunoz H, Darendeliler F. Is premature thelarche in the first two years of life transient? J Clin Res Pediatr Endocrinol. 2012;4(3):140–5.
5. Lee PA. Central precocious puberty: an overview of diagnosis, treatment and outcome. Endocrinol Metab Clin North Am. 1999;28(4):901–18.
6. Martin DD, Meister K, Schwiezer R, Ranke MB, Thodberg HH, Binder G. Validation of automatic bone age rating in children with precocious and early puberty. J Pediatr Endocrinol Metab. 2011;24(11–12):1009–14.
7. Houk CP, Kunselman AR, Lee PA. Adequacy of a single unstimulated luteinizing hormone level to diagnose central precocious puberty in girls. Pediatrics. 2009;123:e1059–63.
8. Kilic A, et al. Clinical and laboratory characteristics of children referred for early puberty: preponderance in 7-8 years of age. J Clin Res Pediatr Endocrinol. 2012;4(4):208–12.
9. Sathavisam A, Rosenberg HK, Shapiro S, Wang H, Rapaport R. Pelvic ultrasonography in the evaluation of central precocious puberty: comparison with leuprolide stimulation test. J Pediatr. 2011;159(3):490–5.
10. Fritz M, Speroff L, editors. Clinical gynecologic endocrinology and infertility. 8th ed.

Philadelphia: Lippincott Williams & Wilkins; 2001. p. 391–434.
11. Emans SJ, Laufer MR, Goldstein DP, editors. Pediatric and adolescent gynecology. 5th ed. Philadelphia: Lippincott Williams & Wilkins; 2005. p. 156–80.
12. Sanfilippo JS, Muram D, Dewhurst J, Lee PA, editors. Pediatric and adolescent gynecology. 2nd ed. Philadelphia: W.B. Saunders; 2001. p. 59–71.
13. Chi CH, Durham E, Neely EK. Pharmacodynamics of aqueous leuprolide acetate stimulation testing in girls: correlation between clinical diagnosis and time of peak luteining hormone level. J Pediatr. 2012;161(4):757–9.
14. Prasad HK, Khadilkar VV, Jahagirdar R, Khadilkar AV, Lalwani SK. Evaluation of GnRH analogue testing in diagnosis and management of children with pubertal disorders. Indian J Endocrinol Metab. 2012;16(3):400–5.
15. Sathasivam A, Garibaldi L, Shapiro S, Godbold J, Rapaport R. Leuprolide stimulation testing for the evaluation of early sexual maturation. Clin Endocrinol. 2010;73:375–81.
16. Allali S, Lemaire P, Couto-Silva AC, Prete G, Trivin C, Brauner R. Predicting the adult height of girls with central precocious puberty. Med Sci Monit. 2011;17(6):41–8.
17. Ko JH, Lee HS, Kim SM, Hwang JS. Changes in bone mineral density and body composition in children with central precocious puberty and early puberty before and after one year of treatment with GnRH agonist. Horm Res Paediatr. 2011;75(3):174–9.
18. Eugster EA, et al. Efficacy of histrelin subdermal implant in children with central precocious puberty: a multicenter trial. J Clin Endocrinol Metab. 2007;92(5):1697–704.
19. Kim EY, Lee MI. Psychosocial aspects in girls with idiopathic precocious puberty. Psychiatry Investig. 2012;9(1):25–8.

第 7 章
外周性性早熟

Peripheral Precocious Puberty

Jennifer Bercaw-Pratt　著
任潇亚　译　巩纯秀　审校

摘要

外周性性早熟（又称非促性腺素释放激素依赖性性早熟）是非依赖下丘脑-垂体-卵巢轴的、由外周分泌激素过多引起的性早熟。未经治疗的外周性性早熟可导致中枢性性早熟。鉴别诊断包括分泌性激素的肾上腺肿瘤、卵巢肿瘤，McCune-Albright 综合征，Van Wyk-Grumbach 综合征，肾上腺酶缺陷，外源性性激素暴露。外周性性早熟的治疗取决于其根本原因。

关键词

外周性性早熟 · 非促性腺素释放激素依赖性性早熟 · McCune-Albright 综合征 · Van Wyk-Grumbach 综合征 · 卵巢性索肿瘤

概　述

正常青春期发育开始时，女性体内脉冲式分泌促性腺素释放激素

J. Bercaw-Pratt (✉)
Department of Obstetrics and Gynecology, Baylor College of Medicine, 6651 Main St, Suite F1050, Houston, TX 77030, USA
e-mail: jbercaw@bcm.edu

J. E. Dietrich (ed.), *Female Puberty: A Comprehensive Guide for Clinicians*,
DOI 10.1007/978-1-4939-0912-4_7, © Springer Science+Business Media New York 2014

(GnRH) 激活下丘脑-垂体-卵巢轴[1]。外周性性早熟（又称非促性腺素释放激素依赖性性早熟）是独立于下丘脑-垂体-卵巢轴的、由外周分泌激素过多而引起的性早熟[1]。如果不及时治疗，外周性性早熟可以导致中枢性性早熟[1]。根据过量性激素的类型，可以将外周性性早熟分为同性外周性性早熟（与性别相同的第二性征发育）和异性外周性性早熟（与性别不同的第二性征发育）。

引起外周性性早熟的原因有很多。鉴别诊断包括分泌性激素的肾上腺肿瘤、卵巢肿瘤，McCune-Albright 综合征，Van Wyk-Grumbach 综合征，肾上腺酶缺陷，外源性性激素暴露（表 7-1）。

中枢性性早熟患儿青春期发育的顺序和节奏与正常青春期的发育相似，但发生的年龄较早。若青春期发育的顺序和节奏异常，则提示性激素可能来源于外周。女性男性化仅仅在典型的外周性性早熟中可以看到。

诊断女性性早熟时需要判定为中枢性还是外周性。采集详尽的病史是诊断的关键，病史中必须包含第二性征发育的时间及进展情况。需要考虑到外源性性激素的暴露病史。临床医生还要询问监护人是否使用非处方药物和（或）类似治疗。

通过体格检查可以判断青春期发育的阶段。在体格检查中要注意与性早熟相关的男性化表现和（或）其他临床表现（如牛奶咖啡斑）。

评价性早熟常需要 GnRH 激发试验。外周性性早熟在 GnRH 激发试验后典型表现为促黄体素呈低基线水平或受到抑制[2]。怀疑外周性性早熟时，需要检查睾酮、雌二醇、皮质醇、脱氢表雄酮和 17-羟孕酮激素水平。若雌激素和（或）雄激素水平非常高，需要进行肾上腺和卵巢的影像学检查。对卵巢进行初始评估时，盆腔超声为首选。评估肾上腺可以使用超声、CT、MRI。

表 7-1　外周性性早熟鉴别诊断

肾上腺原因	卵巢原因	其他
肾上腺惰性肿瘤	性索间质性肿瘤，如支持-间质细胞瘤，两性母细胞瘤（卵巢瘤），环状小管性索瘤、鞘（卵泡膜）细胞瘤	Van Wyk-Grumbach 综合征
肾上腺癌和腺瘤	McCune-Albright 综合征	外源性激素，如口服避孕药，外用激素和合成的类固醇药膏
肾上腺酶类缺乏，如 21-羟化酶缺乏	生殖细胞瘤	

外周性性早熟的治疗取决于其根本病因。女性肾上腺和卵巢肿瘤可以采取外科治疗。部分组织学类型的恶性肿瘤可能需要化疗和（或）放疗。若为肾上腺类固醇合成障碍的患者，需要对其应用糖皮质激素和盐皮质激素治疗。Van Wyk-Grumbach 综合征需要使用甲状腺激素替代治疗。McCune-Albright 综合征的治疗通常需要抑制雌二醇发挥作用。虽然针对患者进行的是外周性性早熟的治疗，但要继续随访以便早期发现是否为中枢性性早熟的可能[1]。对外周性性早熟患者出现中枢性性早熟改变的机制尚不清楚[1]。

McCune-Albright 综合征

McCune-Albright 综合征在女性外周性性早熟的原因中较为罕见。患病率为 1/100 万～1/10 万[3]。该综合征首先在 1936 年由 McCune 和 Albright 偶然发现。该综合征有 3 个典型体征：牛奶咖啡斑、多发性骨纤维异常增殖症和外周性性早熟。其他功能性内分泌疾病也有报道，如垂体腺瘤分泌生长激素和（或）催乳素，甲状腺功能亢进，肾上腺皮质增生和低磷性骨软化症。虽然该综合征有三种典型体征，但若患者出现一或两个典型症状仍应怀疑 McCune-Albright 综合征[4]。

与 McCune-Albright 综合征相关的外周性性早熟是由于自主激活促性腺激素受体导致卵巢细胞分泌雌二醇引起的。此综合征可以引起卵巢的发育和卵巢囊肿。典型的表现为阴道出血较前面提到的征象发生早，其原因是雌二醇水平过度升高。在此情况下，患儿可能会出现身高的加速生长，但这会影响患儿终身高。

McCune-Albright 综合征中的牛奶咖啡斑是边界不规则的色素沉着（经常被描述为“缅因州海岸”）。需要与神经纤维瘤中的牛奶咖啡斑相鉴别：神经纤维瘤的色素沉着为光滑的边界。牛奶咖啡斑常常呈单侧分布，且可同时观察到同侧骨病变。其大小和数目可以发生变化，但可随年龄的增长而变大[5]。

多发性骨纤维异常增殖症为骨组织发育异常，该骨组织是由未成熟纤维组织和未成熟的骨小梁片段组成[6]。由于幼年骨矿化不全，其典型的 X 线表现为模糊、透亮、磨玻璃样改变[6]。多发性骨纤维异常增殖症可以无任何症状，仅因病理性骨折时发现[5]。

该综合征是由于编码激动型 G 蛋白 α 亚基（即 GNAS，通过结合激素和腺苷酸环化酶调节细胞功能）的基因发生错义突变引起，该突变引起201位半胱氨酸或组氨酸取代精氨酸[7]。合子后突变的特性可出现体细胞嵌合体，在患者体内受突变影响的细胞比率在各种组织中存在差异，从而病变的分布和严重程度有很大的差异性。GNAS基因突变与疾病的严重程度相关，患者若出现经典“三联征”则血液检测基因突变阳性率小于50％[8]。若对血粒细胞进行GNAS基因突变的分析，阳性率仅为8％～46％[9]。对有牛奶咖啡斑的患儿进行的突变分析中也只有27％的阳性率[9]。发生病变的非皮肤组织中基因的阳性率高达90％以上，但由于获取病理组织为侵袭性检查，使其在临床上的使用率降低[9]。因此，对McCune-Albright综合征的诊断仍具有挑战性，现在的诊断只是基于临床的怀疑。

治疗McCune-Albright综合征的目的是阻断性激素的合成、消除激素引起的影响（如青春期进展、月经、骨发育）。其他类型外周性性早熟促性腺素的水平往往较低或在青春期前范围内，因此，GnRH激动剂不能用于治疗外周性性早熟，但若出现中枢性性早熟的特征则可使用GnRH激动剂治疗。卵巢囊肿切除和卵巢切除是无效的，因为新的卵泡仍然可以在剩余的卵巢组织中形成新的囊肿[10]。

对治疗McCune-Albright综合征外周性性早熟的几种药物已经进行了评估。传统的治疗方式有两种：选择性雌激素受体调节剂和芳香化酶抑制剂。他莫昔芬是一种研究较为深入的选择性雌激素受体调节剂，已经用于乳腺癌的治疗，现在发现在治疗McCune-Albright综合征外周性性早熟中也有一定的疗效。研究显示，他莫昔芬可以减少阴道出血，而且可以促进McCune-Albright综合征患儿的生长，但可使患者出现持续子宫和卵巢增大[11]。在20世纪80年代芳香化酶抑制剂有效地用于治疗McCune-Albright综合征引起的外周性性早熟。这些药物抑制了芳香化酶的活性，从而降低了雌激素的生物合成。睾内酯为第一代芳香化酶抑制剂，部分有效且需要高剂量高频率给药才会发挥效能，故不作为优先选择[12]。现在正在研究第三代芳香化酶抑制剂，基于这些药物强效，并且每日用药一次。来曲唑在小范围的试验研究中显示可以降低生长速度和骨成熟度，并且不影响卵巢体积[13]。近来对氟维司群这种单纯的雌激素受体拮抗剂进行了国际多中心的研究，显示McCune-Albright综合征患者阴道出血减少，骨骼成熟度降低，而且不会影响卵巢体积[14]。尚未发现针对McCune-Albright综合征的性早熟有效治疗方法，其治疗方法仍然具有挑战性。

Van Wyk-Grumbach 综合征

1960 年 Van Wyk 和 Grumbach 描述了长期存在原发性甲状腺功能减退症的患者出现乳房发育、阴道出血、多囊卵巢症状的综合征[15]。典型的表现为单纯乳房发育、阴道出血、阴毛或腋毛稀疏。同时也可能会出现溢乳表现。与其他外周性性早熟不同的是，患者骨龄落后。性早熟的生化检查中可以发现，促甲状腺激素水平升高，但游离甲状腺素水平几乎检测不到。通常情况下，促黄体素受到抑制，促卵泡素水平升高，雌二醇水平升高。促性腺素释放激素激发试验可提示外周性性早熟。催乳素的水平也可能升高。盆腔超声显示青春期子宫大小和有多个卵泡存在的增大的卵巢。大多数 Van Wyk-Grumbach 综合征继发于自身免疫性甲状腺疾病，但很少继发于先天性甲状腺功能减退症[16]。该综合征患者经甲状腺功能减退症的治疗后，若症状消失，可不需要其他干预措施。可以根据骨龄落后、甲状腺功能减退、外周性性早熟诊断 Van Wyk-Grumbach 综合征。

该综合征的病理生理较为复杂，且知之甚少，但可以明确的是该症状部分是由促甲状腺激素刺激促性腺素受体引起的[16]。这一综合征在评估性早熟时强调筛查甲状腺功能减退的重要性。早期的甲状腺激素治疗可以避免进一步的诊断程序，避免不必要的手术，提高患者的终身高[16]。

卵巢性索间质瘤

卵巢性索间质瘤不常见。该肿瘤占卵巢恶性肿瘤的 7%[17]。卵巢性索间质瘤起源于卵母细胞周围细胞。卵巢性索间质瘤有良性和恶性之分，如颗粒细胞瘤、鞘（卵泡膜）细胞瘤、两性母细胞瘤（男性细胞瘤）、环状小管性索瘤（SCTAT）。这些肿瘤能分泌性激素如雌激素、雄激素，可引起性早熟或男性化。

颗粒细胞瘤是女性卵巢中最常见的性索间质瘤，有恶变倾向[18]。在组织学上可以将肿瘤分为成年型和青少年型[18]。该肿瘤体积较大，常为单发，多囊或实质性[18]。颗粒细胞瘤大多分泌雌激素，同样也可以分泌雄激素[18]。很难从雌激素水平升高的现象区分肿瘤原因和其他原因引起的外周性性早熟，但其他肿瘤标志物可以用于诊断颗粒细胞瘤。抑制素 A 和抑制素 B 是这类肿瘤的典型标志物[19]。颗粒细胞瘤应该由有相应经验的外科医生处理，这些经验包括肿瘤分期、保守性单侧卵巢切除术、子宫保留术。肿瘤分期较差时可以考虑全身化疗[18]。

鞘细胞瘤是罕见的卵巢肿瘤[20]。鞘细胞瘤常为单侧实体瘤，可以分泌雌激素。这种肿瘤在儿童中罕见，据报道这也是引起外周性性早熟的原因[21]。由于这一肿瘤具有低度恶性潜能，所以采用单侧卵巢切除治疗[18]。

支持-间质细胞瘤占所有卵巢肿瘤的 0.5%以下[18]。该肿瘤通常为单发，可为囊性或实性。1/3 女性患者中可以出现男性化特征[22]。雄激素如 17-羟孕酮、睾酮、雄烯二酮水平升高，并可作为肿瘤标志物。与颗粒细胞瘤相似，该肿瘤同样需要经验丰富的外科医生处理，这些医生需要根据肿瘤分期考虑保留患儿子宫或单侧卵巢。肿瘤分期较差时可以考虑全身化疗[18]。

两性母细胞瘤非常罕见。该肿瘤常为良性，既有支持-间质细胞分化，又有颗粒细胞分化[23]。肿瘤可以分泌雄激素和（或）雌激素使患者出现男性化和（或）性早熟。

卵巢环管状性索肿瘤（SCTAT）是引起性早熟的另一种少见肿瘤。SCTAT 中的细胞被认为是介于支持-间质细胞和颗粒细胞发育之间的一种细胞[25]。该肿瘤可以分泌雌激素、孕激素和（或）雄激素。SCTAT 肿瘤与黑斑息肉综合征之间的密切联系已被证明[26]。黑斑息肉综合征是一种常染色体显性遗传疾病，该病的特点是皮肤色素沉着，胃肠道错构瘤性息肉，胃肠道及非胃肠道部位癌症的风险均增加[27]。与黑斑息肉综合征相关的 SCTAT 常为双侧病变，肿瘤大小可以从微观至 3 cm 不等[26,28]。但 SCTAT 中无黑斑息肉综合征患者，肿瘤常为单发，体积较大[26,28]。SCTAT 合并黑斑息肉综合征患者常无转移，可以采取保守治疗保留单侧卵巢。SCTAT 中无黑斑息肉综合征的患者常合并转移，需要根据分期进行手术[25,28]。

生殖细胞肿瘤

引起性早熟的卵巢生殖细胞肿瘤很少见[29-30]。如果肿块在卵巢内，应考虑这一类型肿瘤。

肾上腺皮质肿瘤

肾上腺皮质肿瘤（肾上腺腺瘤和癌）是非常罕见的肿瘤。在 Ribeiro[31]确诊的患儿中平均年龄为 3 岁。该肿瘤女性多发于男性[32]。与成年人肾上腺皮质肿瘤不同，儿童肾上腺皮质肿瘤一般具有功能[33]。肿瘤的特征性临床表现为性早熟、男性化伴或不伴库欣综合征[34]。通过超声或 CT 对肿瘤进行检测。肿瘤的治疗方法一般为手术切除。

肾上腺酶缺乏

未诊断或治疗不完全的肾上腺酶缺乏可导致性早熟。该病中最常见的为 21-羟化酶缺乏，或者称为先天性肾上腺增生[35]。这种酶的缺乏会导致皮质醇前体积累，同样也会影响到性激素的生物合成。约 75％经典先天性肾上腺皮质增生症患者合并有醛固酮缺乏，导致患者体内盐丢失过多[35]。此病的治疗是使用糖皮质激素和盐皮质激素的替代治疗。非经典先天性肾上腺皮质增生症（病情较为缓和的先天性肾上腺皮质增生症）患儿若出现快速青春期发育或骨龄增长过快影响终身高时，需要进行治疗[35]。当症状消失后可以停止治疗。

肾上腺残余肿瘤

肾上腺残余肿瘤是位于肾上腺以外的肾上腺异位组织肿瘤。女性中这些肿瘤可以出现在卵巢中，被称为卵巢类固醇细胞瘤，而非其他特异性的肿瘤。现认为这些细胞是在胚胎发育过程中残留在性腺的肾上腺组织发育而来[36]。促肾上腺皮质激素水平升高的综合征如艾迪生病、先天性肾上腺皮质增生症，这些异位的肾上腺组织被促肾上腺皮质激素激发可导致肿瘤[30]。这些肿瘤较为罕见，而且常为良性[36]。

总　结

外周性性早熟是独立于下丘脑-垂体-卵巢轴、外周分泌激素过多引起的性早熟。未经治疗的外周性性早熟可以导致中枢性性早熟。鉴别诊断包括分泌性激素的肾上腺肿瘤、卵巢肿瘤，McCune-Albright 综合征，Van Wyk-Grumbach 综合征，肾上腺酶缺陷，外源性性激素暴露。外周性性早熟的治疗取决于其根本原因。

参考文献

1. Fuqua J. Treatment and outcomes of precocious puberty: an update. J Clin Endocrinol Metab. 2013;98(6):2198–207.
2. Dumitrescu CE, Collins MT. McCune-Albright syndrome. Orphanet J Rare Dis. 2008;3:12.
3. Bercaw-Pratt JL, Moorjani TP, Santos XM, Karaviti L, Dietrich JE. Diagnosis and management of precocious puberty in atypical presentations of McCune-Albright syndrome: a case series review. J Pediatr Adolesc Gynecol. 2012;25(1):e9–13.
4. Brito VN, Batista M, Borges M, Latronico A, Kohek M, Thirone A, et al. Diagnostic value of fluorometric assays in the evaluation of precocious puberty. J Pediatr. 2006;84(10):3539–44.
5. Sultan C, Gaspari L, Kalfa N, Paris F. Clinical expression of precocious puberty in girls. Endocr Dev. 2012;22:84–100.
6. Lietman SA, Levine MA. Fibrous dysplasia. Pediatr Endocrinol Rev. 2013;10:389–96.
7. Weinstein L, Shenker A, Gejman P, Merino M, Friedman E, Spiegel A. Activating mutations of the stimulatory G protein in the McCune-Albright syndrome. N Engl J Med. 1991;325(4): 1688–95.
8. Wagoner H, Steinmetz R, Bethin K, Eugster E, Pescovitz O, Hannon T. GNAS mutation detection is related to disease severity in girls with McCune-Albright syndrome and precocious puberty. Pediatr Endocrinol Rev. 2007;4:395–400.
9. Gesmundo R, Guana R, Valfre L, De Sanctis L, Matarazzo P, Marzari D, et al. Laprascopic management of ovarian cysts in peripheral puberty of McCune-Albright syndrome. J Pediatr Endocrinol Metab. 2006;19:571–5.
10. Eugster E, Rubin S, Reiter E, Plourde P, Jou H, Pescovitz O. Tamoxifen treatment for precocious puberty in McCune-Albright syndrome: a multicenter trial. J Pediatr. 2003;143(1):60–6.
11. Feuillan P, Jones J, Cutler G. Long-term testolactone therapy for precocious puberty in girls with the McCune-Albright syndrome. J Clin Endocrinol Metab. 1993;77(3):647–51.
12. Mieszczak J, Lowe E, Plourde P, Eugster E. The aromatase inhibitor anastrazole is ineffective in the treatment of precocious puberty in girls with McCune-Albright syndrome. J Clin Endocrinol Metab. 2008;93(7):2751–4.
13. Feuillan P, Calis K, Hill S, Shawker T, Robey P, Collins M. Letrozole treatment of precocious puberty in girls with the McCune–Albright syndrome: a pilot study. J Clin Endocrinol Metab. 2007;92(6):2100–6.
14. Sims E, Garnett S, Guzman F, Paris F, Sultan C, Eugster E. Fulvestrant treatment of precocious puberty in girls with McCune Albright syndrome. Int J Pediatr Endocrinol. 2012;2012(1):26.
15. Van Wyk J, Grumbach M. Syndrome of precocious menstruation and galactorrhea in juvenile hypothyroidism: an example of hormonal overlap in pituitary feedback. J Pediatr. 1960;57:416–35.
16. Baranowski E, Hogler W. An unusual presentation of acquired hypothyroidism: the Van Wyk-Grumbach syndrome. Eur J Endocrinol. 2012;166(3):537–42.
17. Koonings P, Campbell K, Mishell D, Grimes D. Relative frequency of primary ovarian neoplasms: a 10 year review. Obstet Gynecol. 1989;74(6):921–6.
18. DiSaia P, Creasman W. Chapter 12, Germ cell, stromal, and other ovarian tumors. In: Clinical gynecologic oncology. 6th ed. St. Louis: Mosby; 2002. p. 351–76.
19. Lappöhn R, Burger H, Bouma J, Bangah M, Krans M, de Bruijn H. Inhibin as a tumor marker for granulosa cell tumors. N Engl J Med. 1989;321(12):790–3.
20. Chechia A, Attia L, Temime RB, Makhlouf T, Koubaa A. Incidence, clinical analysis, and management of ovarian fibroma and fibrothecomas. Am J Obstet Gynecol. 2008;199(5):473.
21. Fleming N, De Nanassy J, Lawrence S, Black A. Juvenile granulosa and theca cell tumor of the ovary as a rare cause of precocious puberty: a case report and review of the literature.

J Pediatr Adolesc Gynecol. 2010;23(4):e127–31.
22. Young RH, Scully RE. Ovarian Sertoli-Leydig cell tumors. A clinicopathological analysis of 207 cases. Am J Surg Pathol. 1985;9(8):543–69.
23. Fukunaga M, Endo Y, Ushigome S. Gynandroblastoma of the ovary: a case report with an immunohistochemical and ultrastructural study. Virchows Arch. 1997;430(1):77–82.
24. Zung A, Shoham Z, Open A, Altman Y, Dgani R, Zadik Z. Sertoli cell tumor causing precocious puberty in a girl with Peutz-Jeghers syndrome. Gynecol Oncol. 1998;70(3):421–4.
25. Shen K, Wu P, Lang J, Huang R, Tang M, Lian L. Ovarian sex cord tumor with annular tubules: a report of six cases. Gynecol Oncol. 1993;48(2):180–4.
26. Scully R. Sex cord tumors with annular tubules a distinctive ovarian tumor of the Peutz-Jeghers syndrome. Cancer. 1970;25(5):1107–21.
27. Giardiello F, Welsh S, Hamilton S, Offerhaus G, Gittelsohn A, Booker S, et al. Increased risk of cancer in the Peutz-Jeghers syndrome. N Engl J Med. 1987;316(24):1511–4.
28. Young R, Welch W, Dickersin G, Scully R. Ovarian sex cord tumor with annular tubules: review of 74 cases including 27 with Peutz-Jeghers syndrome and four with adenoma malignum of the cervix. Cancer. 1982;50(7):1384–402.
29. Arroyo MR, Podda A, Cao D, Rodriguez MM. Placental site trophoblastic tumor in the ovary of a young child with isosexual precocious puberty. Pediatr Dev Pathol. 2009;12(1):73–6.
30. Metwalley KA, Elsers DA, Farghaly HS, Abdel-Lateif H, Abdel-Kader M. Precocious puberty secondary to a mixed germ cell-sex cord stromal tumor associated with an ovarian yolk sac tumor: a case report. J Med Case Rep. 2012;6(1):162.
31. Ribeiro R, Michalkiewicz E, Figueiredo B, DeLacerda L, Sandrini F, Pianovsky M, et al. Adrenocortical tumors in children. Braz J Med Biol Res. 2000;33(10):1225–34.
32. Liou L, Kay R. Adrenocortical carcinoma in children: review and recent innovations. Urol Clin North Am. 2000;27(3):403–21.
33. Cagle P, Hough A, Pysher T, Page D, Johnson E, Kirkland R, et al. Comparison of adrenal cortical tumors in children and adults. Cancer. 1986;57(11):2235–7.
34. Stewart J, Flageole H, Kavan P. A surgical approach to adrenocortical tumors in children: the mainstay of treatment. J Pediatr Surg. 2004;39(5):759–63.
35. Speiser P, Azziz R, Baskin L, Ghizzoni L, Hensle T, Merke D. Congenital adrenal hyperplasia due to steroid 21-hydroxylase deficiency: an endocrine society clinical practice guideline. J Clin Endocrinol Metab. 2010;95(9):4133–60.
36. Thomas T, Ruscher K, Mandavilli S, Balarezo F, Finck C. Ovarian steroid cell tumor, not otherwise specified, associated with congenital adrenal hyperplasia: rare tumors of an endocrine disease. J Pediatr Surg. 2013;48(6):e23–7.

第 8 章
单纯性性早熟

Isolated Precocious Puberty

Leslie A. Appiah　著
任潇亚　译　巩纯秀　审校

摘要

不完全或单纯性性早熟为短暂的部分青春期发育且无其他青春期发育征象。它包括单纯性乳房发育（青春期前乳房发育），单纯性阴毛早现（肾上腺皮质功能早现或阴毛早现），单纯性阴道出血（月经初潮早发）。单纯性青春期征象可在1%～4%青春期前女孩被发现。单纯性青春期发育主要表现为患儿只有性征出现，没有身高的线性增长或骨骼成熟度增加。此外，基线激素值在相应年龄和性别中的处于正常范围。在诊断后单纯性性早熟中可以出现病情的缓慢进展、稳定或消退的情况。但有20%～30%患者经过一定时间间隔后可进展为中枢性性早熟。尽管如此，2/3 患者病情不会进展，而且可在正常的预期时间开始青春期发育。

关键词

单纯性乳房发育 · 单纯性阴毛早现 · 单纯性早发月经初潮

L. A. Appiah（✉）
Division of Pediatric and Adolescent Gynecology，Department of Obstetrics and Gynecology，University of Kentucky，Lexington，KY，USA
e-mail：lappiahmd@gmail. com

J. E. Dietrich（ed.），*Female Puberty：A Comprehensive Guide for Clinicians*，
DOI 10. 1007/978-1-4939-0912-4 _ 8，

概　述

不完全或单纯性性早熟为暂时的部分青春期发育，且无其他青春期发育征象。它包括单纯性乳房发育（青春期前乳房发育），单纯性阴毛早现（肾上腺皮质功能早现或阴毛早现），单纯性阴道出血（早发月经初潮）。单纯性青春期征象可在1%～4%青春期前女孩中被发现。单纯性青春期发育主要表现为患儿只有性征出现而不伴身高的线性增长或骨骼成熟度增加。此外，基线激素值处于在相应年龄和性别中的正常范围。在诊断单纯性性早熟后可以出现病情的缓慢进展、稳定或性征消退的情况。但有20%～30%患者经过一定时间间隔后可进展为中枢性性早熟。尽管如此，2/3患者病情不会进展，而且可在正常的预期时间开始青春期发育而没有任何不良后果。

单纯性乳房发育

乳房早发育（PT）定义为8岁之前出现单纯乳房发育，女孩中发生率为1%～2%。单纯性乳房发育的可能机制为间断和（或）短暂下丘脑-垂体-卵巢轴的激活，卵巢囊泡短暂分泌雌二醇（E_2）或外源性雌激素的摄入以及乳腺组织对 E_2 的敏感性增加[1]。新生儿期或婴幼儿期可有乳腺发育病史。乳房早发育可以为单侧或双侧伴或不伴乳晕改变。几个月后乳腺组织可消退、扩大、减小或持续至青春期。乳房早发育有两种类型：经典型和非经典型。经典型通常发生在出生后2～3年，此时下丘脑-垂体-性腺轴活动性较低。这种情况一般为短暂的，呈自限性，不需要干预。非经典型或“非典型”通常影响大龄女孩，患儿可以出现撤退性出血，而且病情倾向于与进展型青春期早发育相关[2]。研究显示2岁之前发生的乳房发育可以完全消退。2岁之后，若乳房发育仍持续出现，可能为正常青春期发育第一阶段早期[3]。早期文献显示乳房早发育转化为中枢性性早熟的风险为0%～6%[4-6]。然而近期研究显示，风险增加至23%～29%[7]。

诊断

单纯性乳房发育常常是一个临床诊断，是指单纯出现乳房发育且无其他青春期征象。6～9 个月婴儿因为其母亲雌激素的刺激可以出现乳房发育。详细询问病史排除医源性原因如激素的注射和暴露。可能需要检查骨龄但该检查显示骨龄未进展。尽管如此，若家长依然担心，需要进行实验室检查，但这些实验室检查并不是必需的[8]。在经典型中，血清促黄体素水平下降，而促卵泡素水平正常或升高。促性腺素释放激素激发试验可区分中枢性性早熟和单纯性乳房发育。在中枢性性早熟中 LH 和 FSH 水平均升高，但在单纯性乳房发育中只有 FSH 的升高[5-6,8]。盆腔超声有助于排除分泌外源性激素的疾病。超声可以判断子宫和卵巢的大小和形态处于青春前期[9]。

治疗

诊断确立后，需要每 6 个月至 1 年进行随访，以排除青春期发育进展的可能性[10]。为区分单纯性乳房发育和中枢性性早熟，可对患者进行纵向随访，并发现在一半的患者中青春期征象无进展。需要评估乳房发育情况、骨龄、生长速度、阴毛发育。通常在随访 2～4 年中发育的乳房组织消退。针对大于 2 岁的女孩进行随访时推荐使用骨龄[8]。而年龄小于 2 岁的女孩，生长速率（GV）可以作为雌激素效应的敏感指标[2,11]。每年 GV＞1 标准差（SD）可以作为乳房发育进展或复发风险的一个可靠指标[8]。目前还没有标准的预测实验来确定哪些患者可能发展为中枢性性早熟。但基础 LH 水平大于 0.3 IU/L 时可以预测发展为中枢性性早熟[8,12-13]。症状消失后，患者可以在适当的年龄出现正常的青春期发育，并且不影响终身高。

单纯性阴毛早现（肾上腺功能早现）

阴毛早现（PP）或肾上腺功能早现（PA）为女孩 8 岁以前或男孩 9 岁以前出现阴毛和（或）腋毛且无其他青春期征象。非洲裔美国女孩中的阴毛早现可早出现几个月，常可在乳房发育前或同时发生。女孩的发病率约为 1%，且女孩发病率为男孩的 10 倍。阴毛早现通常发生在 3～8 岁之间。阴毛早现通常认为是青春期的正常现象，认为不会影响青春期发育的过程及终身高。然而最近文献显示，阴毛早现与低出生体重病史伴儿童期早期迅速增重、胰岛素抵抗和胰岛素样生长因子-1（IGF-1）的改变相关[14]。有肾上腺功能早现的女孩，显示肾上腺和卵巢分泌高雄激素、多囊卵巢综合征（PCOS）[15]、中枢性性早熟（30％～40％）的风险较大。阴毛早现病理生理为早期肾上腺分泌雄激素中度增多，如脱氢表雄酮、雄烯二酮、硫酸脱氢表雄酮。

诊断

阴毛早现肾上腺功能早现是一个排除性诊断。鉴别诊断包括良性婴儿阴毛早现、中枢性性早熟、男性化肿瘤、非经典型先天性肾上腺皮质增生症（NCAH）、库欣病、医源性原因。患儿较同龄人身高较高、骨龄较大[16]或均正常[17]。病史应包括症状出现的年龄及病情的进展，以排除男性化有关的快速进展病情。单纯性阴毛早现，针对肾上腺酶类缺陷的检查很少能有所提示，但骨龄增长明显时需要检测肾上腺酶类。骨龄显示超前时，必须进行血清雄激素和影像学的检查。若清晨雄激素基线水平升高，需进行促肾上腺皮质激素（ACTH）激发试验。若清晨17-羟孕酮水平正常，可不进行 ACTH 激发试验。

治疗

单纯性阴毛早现通常不需治疗，因为短暂的线性生长及骨骼成熟不会影响青春期发育和终身高。但需要随访这些患者，因为她们会有无排卵、多毛症、高胰岛素血症、多囊卵巢综合征及发展为中枢性性早熟的风险[18]。基于高雄激素血症程度与高胰岛素血症之间的确切联系，高胰岛素血症、肾上腺功能早现及多囊卵巢综合征之间的联系也得以确立[19]。具体的机制为胰岛素在 LH 协同作用下刺激卵泡鞘细胞分泌过多的雄激素，而且无排卵。同样，在 17,20-裂解酶缺乏导致高雄激素的女性中胰岛素增强促肾上腺皮质激素对肾上腺皮质类固醇前体的分泌[20]。

一些学者建议每 3 个月随访一次，以检测临床特点并评价身高增长速度[21]。骨龄超前及高雄激素的情况下需要进行促肾上腺皮质激素激发试验。促肾上腺皮质激素激发试验后可以发现轻度类固醇激素的升高，但患者若有轻度酶类的改变则不需要治疗。21-羟化酶缺乏出现 17-羟孕酮基线水平升高时需要治疗。二甲双胍的早期治疗可以减少多囊卵巢综合征的发生率，而且可以降低肾上腺功能早现和低出生体重的患儿的雄激素水平[22-23]。该机制可能为改善了腹部脂肪分布从而改善胰岛素水平。二甲双胍的早期治疗可以使月经初潮延迟约 1 年，同样可以使终身高趋向正常[24]。

单纯性早发月经初潮

早发月经初潮可在出生后 6～9 个月内发生，原因是母体雌激素的撤退。青春期未成熟时出现阴道出血较为罕见，在女孩中的发病率<4%。更常见的病因是非内分泌因素如外阴阴道炎、外源性雌激素、异物、创伤。同样也应排除可以引起阴道出血的 McCune-Albright 综合征及生殖肿瘤（如透明细胞癌、内胚窦瘤、横纹肌肉瘤等）。因此早发初潮是一个排除性诊断。单纯性早发月经初潮患儿有正常生长发育及青春期启动时间，不影响未来的生育能力[24]。但过早的阴道出血可能预示中枢性性早熟。作用机制可能为高水平的 FSH 激活下丘脑-垂体-卵巢轴，并且增加子宫内膜对雌激素的敏感性，但激素水平不足以刺激乳房发育[25-26]。早期下丘脑-垂体-卵巢轴激活的原因尚不清楚。FSH 刺激可以引起卵巢囊肿，盆腔超声即可诊断。

诊断

在症状出现时需要排除严重性出血的原因。如体格检查时应注意是否存在创伤或外伤。若怀疑感染性因素可以进行阴道分泌物的培养。若有分泌物或阴道刺激症状则进行阴道冲洗。详细的病史也可以帮助判断是否存在异物。如果需要更详细的检查可在门诊或门诊手术过程中进行。同时应该对患儿进行影像学检查评估子宫和卵巢大小，排除盆腔病变。如卵巢囊肿可以引起单纯的阴道出血，可自愈。骨龄的检查结果超前、正常或落后，有助于决定是否需要进一步的评估。如甲状腺功能减退症可以刺激卵巢囊肿形成，继而引起子宫出血。然而在这一特定的情况下，过量的促甲状腺激素不会引起青春期其他体征，且造成骨龄落后。相反的是，McCune-Albright 综合征使分泌雌激素的卵巢囊肿产生和消退，消退时增加或减少都会引起子宫出血。在这种情况下卵巢增大可以伴或不伴子宫增大，骨骼发育不成熟。促性腺素水平在青春期前范围内，而雌激素水平可以多变。经典型单纯性早发初潮，促性腺素和雌二醇水平处于青春期前基线水平，可以使用促性腺素激发试验鉴别中枢性性早熟及外周性性早熟。

治疗

一旦去除了严重性阴道出血的原因，治疗方法得以明确。对于大多数患者来说，在预期年龄发生青春期发育对未来没有不利影响。然而仍有部分患者可能发展为中枢性性早熟，因此必须随访。最近文献显示，在12岁之前出现月经初潮，未来有患乳腺癌、心血管疾病和2型糖尿病的风险[27-30]。密切随访、早期干预、体重管理可能会减少成年疾病的患病率。

参考文献

1. Pasquino AM, Piccolo F, Scalamandre A, Malvaso M, Ortolani R, Boscherini B. Hypothalamo-pituitary-gonadotropin function in girls with premature thelarche. Arch Dis Child. 1980;55:941–4.
2. Stanhope R, Brook CH. Thelarche variant: a new syndrome of precocious sexual maturation. Acta Endocrinol (Copenh). 1990;123:481–6.
3. Pasquino AM, Tebaldi L, Cioschi L, et al. Premature thelarche: a follow up study of 40 girls. Arch Dis Child. 1985;60:1180–92.
4. Mills JL, Stolley PD, Davies J, et al. Premature thelarche: natural history and etiologic investigation. Am J Dis Child. 1981;135:743.
5. Pasquino AM, Pucarelli I, Passeri F, et al. Progression of premature thelarche to central precocious puberty. J Pediatr. 1995;126:11.
6. Verrotti A, Ferrari M, Morgese G, et al. Premature thelarche: a long-term follow-up. Gynecol Endrocrinol. 1996;10:241.
7. Zhu SY, Du ML, Huang TT. An analysis of predictive factors for the conversion from premature thelarche into complete central precocious puberty. J Pediatr Endocrinol Metab. 2008;21:533.
8. Uçar A, Saka N, Baş F, Bundak R, Günöz H, Darendeliler F. Is premature thelarche in the first two years of life transient? J Clin Res Pediatr Endocrinol. 2012;4(3):140–5.
9. Haber HP, Wollmann HA, Ranke MB. Pelvic ultrasonography: early differentiation between isolated premature thelarche and central precocious puberty. Eur J Pediatr. 1995;154(3):182–6.
10. Volta C, Bernasconi S, Cisternino M, Buzi F, Ferzetti A, Street ME, Da Milano AM. Isolated premature thelarche and thelarche variant: clinical and auxological follow-up of 119 girls. J Endocrinol Invest. 1998;21(3):180–3.
11. Tenore A, Franzese A, Quattrin T, Sandomenico ML, Aloi G, Gallo P, Mariano A, Di Maio S. Prognostic signs in the evolution of premature thelarche by discriminant analysis. J Endocrinol Invest. 1991;14:375–81.
12. de Lange AH, Bocca G. Vaginal bleeding in a 4-month-old preterm girl: extreme minipuberty mimicking central precocious puberty. J Pediatr Endocrinol Metab. 2013;26(5–6):595–7.
13. Neely EK, Wilson DM, Lee PA, Stene M, Hintz RL. Spontaneous serum gonadotropin concentrations in the evaluation of precocious puberty. J Pediatr. 1995;127:47–52.
14. Diaz A, Bhandari S, Sison C, Vogiatzi M. Characteristics of children with premature pubarche in the New York metropolitan area. Horm Res. 2008;70(3):150–4.
15. Slyper AH. The pubertal timing controversy in the USA, and a review of possible causative factors for the advance in timing of onset of puberty. Clin Endocrinol (Oxf). 2006;65(1):1–8.
16. Silverman SH, Migeon C, Rosemberg E, Wilkins L. Precocious growth of sexual hair without other secondary sexual development; premature pubarche, a constitutional variation of adolescence. Pediatrics. 1952;10:426–32.
17. Ibanez L, Virdis R, Potau N, et al. Natural history of premature pubarche: an auxological study. J Clin Endocrinol Metabol. 1992;74:254–7.

18. Kousta E. Premature adrenarche leads to polycystic ovary syndrome? Long-term consequences. Ann N Y Acad Sci. 2006;1092:148–57.
19. Ibanez L, et al. Hyperinsulinemia and decreased insulin-like growth factor binding protein-1 are common features in prepubertal and postpubertal girls with a history of premature pubarche. J Clin Endocrinol Metab. 1997;82:2283–8.
20. Moghetti P, Castello R, Negri C, et al. Insulin infusion amplifies 17 alpha hydroxycorticosteroid intermediates response to adrenocorticotropin in hyperandrogenic women: apparent relative impairment of 17,20-lyase activity. J Clin Endocrinol Metab. 1996;81:881–6.
21. Williams RM, Ward CE, Hughes IA. Premature adrenarche. Arch Dis Child. 2012;97(3):250–4.
22. Ibáñez L, Valls C, Marcos MV, Ong K, Dunger DB, de Zegher F. Insulin sensitization for girls with precocious pubarche and with risk for polycystic ovary syndrome: effects of prepubertal initiation and postpubertal discontinuation of metformin. J Clin Endocrinol Metab. 2004;89:4331–7.
23. Ibáñez L, López-Bermejo A, Díaz M, Marcos MV, de Zegher F. Early metformin therapy (age 8–12 years) in girls with precocious pubarche to reduce hirsutism, androgen excess, and oligomenorrhea in adolescence. J Clin Endocrinol Metab. 2011;96(8):E1262–7.
24. Murran D, Dewhurst J, Grant DB. Premature menarche: a follow-up study. Arch Dis Childhood. 1983;58:142–3.
25. Heller ME, Dewhurst J, Grant DB. Premature menarche without the evidence of precocious puberty. Arch Dis Childhood. 1979;54:472–5.
26. Traggiai C, Stanhope R. Disorders of pubertal development. Best Pract Res Clin Obstet Gynaecol. 2003;17(1):41–56.
27. Trivers KF, Gammon MD, Abrahamson PE, Lund MJ, Flagg EW, Kaufman JS, et al. Association between reproductive factors and breast cancer survival in younger women. Breast Cancer Res Treat. 2007;103:93–102.
28. Lakshman R, Forouhi NG, Sharp SJ, Luben R, Bingham SA, Khaw KT, et al. Early age at menarche associated with cardiovascular disease and mortality. J Clin Endocrinol Metab. 2009;94:4953–60.
29. He C, Zhang C, Hunter DJ, Hankinson SE, Buck GM, Louis GM, Hediger ML, et al. Age at menarche and risk of type 2 diabetes: results from 2 large prospective cohort studies. Am J Epidemiol. 2010;171:334–44.
30. Ibáñez L, Lopez-Bermejo A, Diaz M, Marcos MV, de Zegher F. Early metformin therapy to delay menarche and augment height in girls with precocious pubarche. Fertil Steril. 2011; 95(2):727–30.

第 9 章
体质性青春期延迟

Constitutional Delay of Puberty

Xiomara M. Santos　著
任潇亚　译　巩纯秀　审校

摘要

体质性青春期延迟是女性青春期延迟最常见的原因，约占 30%。但患者最终会自然进入青春期，所以体质性青春期延迟是一个排除性诊断。在多数情况下很难区分体质性青春期延迟和促性腺素释放激素缺乏症。只有观察患者最终自然进入青春期才可诊断为体质性青春期延迟。终身高大多达遗传身高，但通常为正常低限。治疗方法为观察病情发展，若患者出现社会心理问题可以进行短期雌激素治疗。

关键词

青春期延迟・体质性青春期延迟・性腺功能减退・低促性腺素性性腺功能减退症

概　述

女性体质性青春期延迟为 13 岁以上第二性征无发育或发育不完全[1]。

X. M. Santos (✉)
Department of Obstetrics and Gynecology, Baylor College of Medicine,
6651 Main Street, Suite F1050, Houston, TX 77030, USA
e-mail: xmsantos@texaschildrens.org

J. E. Dietrich (ed.), *Female Puberty: A Comprehensive Guide for Clinicians*,
DOI 10.1007/978-1-4939-0912-4_9, © Springer Science+Business Media New York 2014

这一年龄较平均值落后 2～2.5 个标准差[1]。乳房发育是青春期发育的第一个标志。大部分女性会在乳房发育后平均 2 年出现月经初潮，部分女孩会出现青春期发育延迟。青春期发育延迟最常见的原因为体质性青春期延迟，约占 30%[2-3]。患者一般都有身材矮小，这反映了骨骼发育成熟延迟[1]。女性体质性青春期延迟最终会自然进入青春期发育[14]。终身高通常就其遗传身高而言是合适的，但通常会在正常值低限范围[4]。

体质性青春期延迟的诊断

许多疾病可引起青春期延迟，共同的特点为促性腺素释放激素缺乏和（或）功能异常[5-7]。目前尚无单一试验区分体质性青春期延迟和其他引起青春期延迟的疾病。通过观察，若患者最终自然进入青春期，则诊断为体质性青春期延迟[1,4]。病史、体格检查、实验室检查有助于判断其他病因（表 9-1）。体质性青春期延迟是一个排除性诊断。

病史

确定是青春期发育完全延迟，还是青春期已经开始发育但又停止，是极为重要的[1]。体质性青春期延迟有生长延迟，但无证据显示青春期停止。这种情况下，乳房发育和阴毛发育（肾上腺功能初现）都将延迟[3]。相比之下，促性腺素释放激素缺乏的患者通常会在正常年龄出现肾上腺功能初现[3,8]。病史中其他重要方面包括营养习惯、运动、既往病史和药物使用[2,4,9]。以前的化疗或放疗可能会导致性腺功能减退[1,4]。炎症性肠道疾病、甲状腺功能减退症、心理疾病也可导致青春期发育延迟[4]。

一些先天性缺陷（如中线发育异常、唇裂、骨骼畸形或脊柱侧弯），常提示先天性促性腺素释放激素缺乏[10]。若出现神经系统症状如头痛、视觉障碍、嗅觉丧失、癫痫、智力异常常提示为中枢神经系统疾病[2]。嗅觉丧失或异常常提示 Kallman 综合征，其原因是促性腺素释放激素缺乏[10]。与肥胖或畸形相关的认知发育迟缓被认为是一种潜在的遗传综合征[1]。

了解青春期延迟的家族史也极为重要[1]。若先天性促性腺素释放激素缺乏的家系中高发青春期延迟和体质性青春期延迟，则考虑为常染色体显性遗传（伴或不伴不完全外显）[11]。

表 9-1　青春期延迟鉴别诊断

低促性腺素性性腺功能减退症（低 LH、FSH、雌二醇）	高促性腺素性性腺功能减退症（高 LH、FSH，低雌二醇）
体质性青春期延迟	性腺发育不全
系统性疾病	特纳综合征
炎症性肠病	化疗或放疗引起的性腺功能衰竭
乳糜泻	
饮食失调	
甲状腺功能减退症	
过度运动	
中枢神经系统肿瘤或浸润性疾病	
促性腺素释放激素缺乏	
孤立性低促性腺素性性腺功能减退症	
卡尔曼（Kallmann）综合征	
联合垂体激素缺乏症	
放射治疗或化学治疗	

体格检查

体格检查最重要的方面包括身高、体重及第二性征发育[1-2,4]。为纵向评估生长情况，需要详细询问就诊前患者身高和体重[1]。体质性青春期延迟者的身高增长率在青春期前在正常范围内[1]。患者若体重就身高而言过低则患慢性疾病及下丘脑-垂体-性腺轴发育延迟的风险增加[1]。判断第二性征发育时需要使用 Tanner 标准[12]。体质性青春期延迟患者通常会有乳房和肾上腺发育延迟[3]。

影像学检查

骨龄（左手及手腕 X 射线）可以评估骨骼发育成熟度[1,13]。骨龄也可以评估将来的骨骼发育情况及预测终身高[13]。骨龄延迟常出现在体质性青春期延迟及其他原因引起的低促性腺素和性腺衰竭[1]。体质性青春期延迟患者骨龄通常与她们自己的身高和青春期发育阶段符合[13]。

判断子宫是否存在的影像检查首选盆腔超声[2]。若症状或实验室检查提示病变位于中枢神经系统、下丘脑或垂体，则需进行头部 MRI 检查[1-2,4]。一些学者建议若怀疑体质性青春期延迟或先天性促性腺素释放激素缺乏，不需要进行头部MRI检查。因为许多体质性青春期延迟患者可自然进入青春期发育，一旦发育，可不进行其他检查[1]。

实验室检查

为区分低促性腺素性性腺功能减退症和高促性腺素性性腺功能减退症（表9-1）需要检测血清促黄体素（LH）、促卵泡素（FSH）、雌二醇水平[1,4]。体质性青春期延迟和先天性促性腺激素释放激素缺乏患者LH、FSH常偏低[1-2,4]。促性腺素释放激素激发试验不能完全区分体质性青春期延迟和先天性促性腺素释放激素缺乏，因为两者的促性腺素反应有重叠。有专家建议不需要特殊测试[14-16]。另外，高促性腺素性性腺功能减退症患者需要进行染色体核型分析[2]。

为排除慢性疾病需要检测全血细胞计数、红细胞沉降率、电解质、尿素氮、肌酐和肝功能[1]。检测促甲状腺激素和游离甲状腺激素排除甲状腺疾病[1]。高催乳素血症可以引起青春期发育停滞，所以需要检测催乳素水平[2]。基于家族史及相关症状和体征，需要对麸质过敏性腹泻病和炎症性肠病进行筛查[2,4]。

体质性青春期延迟的治疗

女性体质性青春期延迟最终自然进入青春期发育[1,4]。先天性促性腺素释放激素缺乏和体质性青春期延迟尚鉴别不清，大多数患者初始治疗的方法是相似的[17-18]。两个主要的治疗方法为观察患者病情变化并给予心理支持和短期雌激素治疗[1]。在一些情况下，心理支持和教育不足以解决青春期延迟患者心理问题。青春期延迟会影响患者与同龄人之间的关系产生负面影响，导致自尊心下降[1-2]，此时可以考虑短期雌激素治疗[1]。

雌激素治疗的短期目标是达到符合年龄的第二性征和生长突增，但不引起骨骺过早闭合[1-3]。雌激素治疗包括17β-雌二醇贴膜3.1～6.2 μg/24 h，以后每6个月增加3.1～6.2 μg/24 h或口服初始剂量雌激素0.3 mg/d，以后随时间推移增加剂量[1,4]。若雌激素治疗时间超过1年或出现阴道出血，建议添加口服孕激素形成月经周期[1,4]。为避免骨骺过早闭合，需要每6个月进行骨龄检查[2]。同时还建议和内分泌医生协商以达到最佳生长。但是，对体质性青春期延迟患者，治疗上不推荐使用生长激素[1]。

参考文献

1. Palmert MR, Dunkel L. Delayed puberty. N Engl J Med. 2012;366:443–53.
2. Fenichel P. Delayed puberty. Endocr Dev. 2012;22:138–59.
3. Sedlmeyer IL, Palmert MR. Delayed puberty: analysis of a large case series from an academic center. J Clin Endocrinol Metab. 2002;87:1613–20.
4. Hoffman B, Bradshaw K. Delayed puberty and amenorrhea. Semin Reprod Med. 2003;21(4):353–62.
5. Rosendfield RL. Clinical review 6: diagnosis and management of delayed puberty. J Clin Endocrinol Metab. 1990;70:559.
6. Kaplowitz PB. Delayed puberty. Pediatr Rev. 2010;31:189.
7. Boepple PA. Precocious and delayed puberty. Curr Opin Endocrinol Diabetes. 1995;2:111.
8. Counts DR, Pescovitz OH, Barnes KM, Hench KD, Chrousos GP, Sherins RJ, Comite F, Loriaux DL, Cutler Jr GB. Dissociation of adrenarche and gonadarche in precocious puberty and in isolated hypogonadotropic hypogonadism. J Clin Endocrinol Metab. 1987;64(6):1174–8.
9. Pugliese MT, Lifshitz F, Grad G, Fort P, Marks-Katz M. Fear of obesity. A cause of short stature and delayed puberty. N Engl J Med. 1983;309:513.
10. Bhagavath B, Layman LC. The genetics of hypogonadotropic hypogonadism. Semin Reprod Med. 2007;25(4):272–86.
11. Sedlmeyer IL, Hirschhorn JN, Palmert MR. Pedigree analysis of constitutional delay of growth and maturation: determination of familial aggregation and inheritance patterns. J Clin Endocrinol Metab. 2002;87:5581.
12. Tanner JM, Whitehouse RH. Clinical longitudinal standards to height, weight, height velocity, and stages of puberty. Arch Dis Child. 1976;51:170–9.
13. Lazar L, Phillip M. Pubertal disorders and bone maturation. Endocrinol Metab Clin North Am. 2012;41:805–25.
14. Kelch RP, Hopwood NJ, Marshall JC. Diagnosis of gonadotropin deficiency in adolescents: limited usefulness of a standard gonadotropin-releasing hormone test in obese boys. J Pediatr. 1980;97:820.
15. Savage MO, Preece MA, Cameron N, Jones J, Theintz G, Penfold JL, Tanner JM. Gonadotropin response to LH-RH in boys with delayed growth and adolescence. Arch Dis Child. 1981;56:552.
16. Harman SM, Tsitouras PD, Costa PT, Loriaux DL, Sherins RJ. Evaluation of pituitary gonadotropic function in men: value of luteinizing hormone-releasing hormone response versus basal luteinizing hormone level for discrimination of diagnosis. J Clin Endocrinol Metab. 1982;54:196.
17. Brook CG. Management of delayed puberty. Br Med J. 1985;290:657.
18. Richman RA, Kirsch LR. Testosterone treatment in adolescent boys with constitutional delay in growth and development. N Engl J Med. 1988;319:1563.

第 10 章
激素原因引起的青春期延迟

Hormonal Causes of Delayed Puberty

Nirupama K. De Silva 著
任潇亚 译 巩纯秀 审校

摘要

青春期是女性从儿童到成人的过渡时期。发育中的任何变化都可能引起青春期延迟。青春期延迟定义为青春期发育时间延迟超过平均发育年龄的两个标准差以上。

本章将重点讨论青春期延迟的评估，讨论其最常见的内分泌原因引起的青春期延迟及治疗选择。

关键词

青春期 · 延迟 · 发育异常 · 小乳房 · 闭经 · 性腺功能减退

定义及发病率

青春期是女性从儿童到成人的过渡时期。这是一个连续性的变化，个体间差异大，所以青春期很难被定义。在女性，乳房发育被多数人认为是青春期第一征象。乳房发育通常发生在 8～12 岁，2～2.5 年后月

N. K. De Silva (✉)
Department of Obstetrics and Gynecology, The Women's Health Group/University of Oklahoma-Tulsa, 9001 S 101st E Ave, Suite 350, Tulsa, OK 74133, USA
e-mail: rupadesilva73@gmail.com

J. E. Dietrich (ed.), *Female Puberty: A Comprehensive Guide for Clinicians*,
DOI 10.1007/978-1-4939-0912-4_10,

经初潮（中位年龄12岁，范围9～16岁）。比较不易注意到的变化包括子宫、卵巢、阴唇、阴蒂增大[1]。激素的变化为促性腺素脉冲式释放和性腺性激素分泌。

发育过程的任何变异中发生的任何变化都可能是青春期延迟的原因。青春期延迟定义为青春期发育时间超过平均发育年龄的两个标准差以上。因此在13.7岁（大于平均值的2个标准差）之前乳房未发育或未出现青春期发育征象认为不正常，可以考虑诊断为青春期延迟并需要进一步检查。其他的诊断条件还包括乳房发育4年后仍未出现初潮和（或）15岁前未出现月经初潮[2]。

本章将重点关注引起青春期延迟的最常见的内分泌原因，重要的是不混淆原发性闭经和青春期延迟。但两者并不矛盾，原发性闭经可以有正常发育表型，此时提示需要进一步检查激素和解剖异常。

评　估

病史和体格检查

对青春期发育的青少年必须进行详细的病史和体格检查。需要考虑的因素包括家族史、新生儿病史、手术史，放疗、化疗治疗史，神经系统疾病、慢性病患病史，是否存在某些精神压力，目前所使用的药物，有无药物滥用和（或）异常饮食。回顾青春期启动所发生变化的时点也同样重要。

体格检查应重点检查生长曲线图，评估当前的身高、体重及体重指数（图10-1）。还应该检查生命体征，如血压，评估性成熟率（SMR）。同时也应该观察皮肤是否有痤疮和多毛（图10-2）。此外也应该观察外生殖器是否正常，以排除明显的先天性解剖异常。若患者出现嗅觉异常或视觉受限可通过简单的神经系统检查获知。最后若患者耐受阴道检查，可以评估盆腔器官的状态及雌激素的水平。若患者不能耐受内检可进行影像学检查。

实验室检查和影像学检查

使用超声来检查盆腔病变时应在熟悉儿科疾病的医疗中心进行，因为青春期前女性盆腔结构较小。实验室检查包含全血细胞计数、促甲状腺激素、催乳素、促卵泡素。检测雄激素水平尤其是血清脱氢表雄酮，可以评估先天性肾上腺发育异常。伴有慢性疾病的女性，需要进行红细

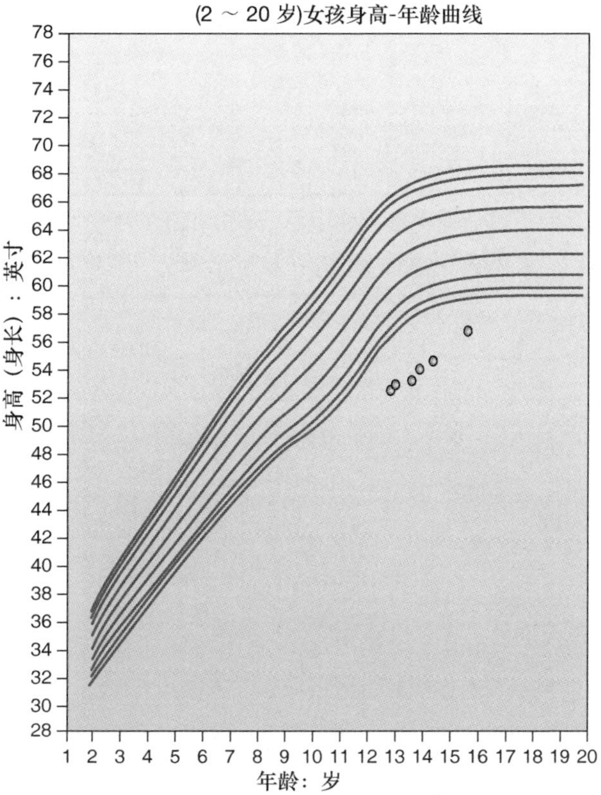

图 10-1　青春期延迟女性身高曲线图
延迟的青春期和不良线性生长（图中小圆圈所示）可评估潜在病情。1 英寸≈2.54 cm

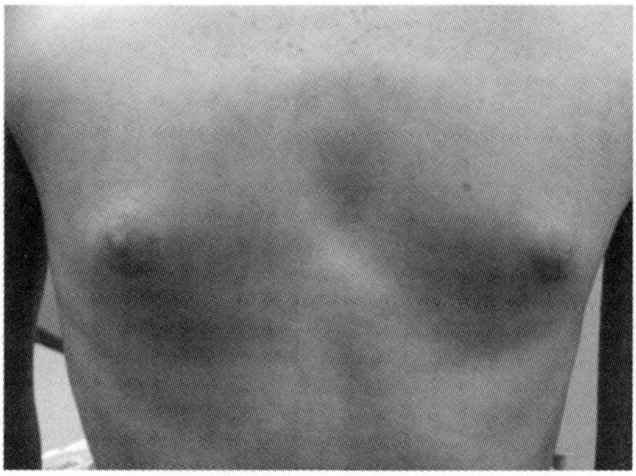

图 10-2（见书后彩图）　乳房发育程度 3 级
13 岁仍没有乳房发育是不正常的

胞沉降率、电解质、肝功能、血钙及腹泻病筛查，有助于诊断。

青春期延迟的差异性基于 FSH 值。反复高 FSH 水平可以诊断卵巢功能早衰（POI）。若必要则可以进行超声检查以评估盆腔器官结构。最后，左手和腕部的骨龄有助于确定发育延迟的程度，并有助于预测终身高（图 10-3）[3]。

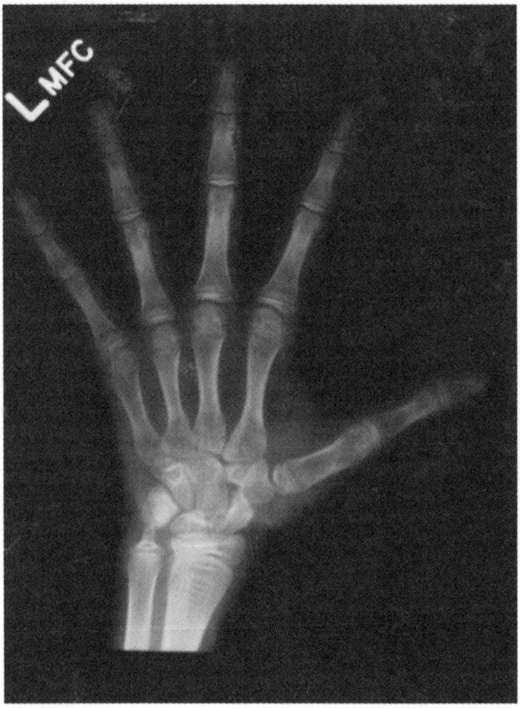

图 10-3 左腕骨龄有助于判断随时间改变骨骼的生长情况

可能的病因

病史、体格检查、实验室检查有助于确定可能的病因（表 10-1）。例如原发性闭经中无阴毛则认为与垂体和肾上腺功能不全相关。当出现嗅觉丧失时需要考虑 Kallman 综合征。此外过度运动也可导致发育延迟。引起青春期延迟的原因有多种，这里讨论的是最常见的原因。

体质性延迟

体质性延迟是青春期延迟最常见的原因，占 10%～30%[4]。这是一个排除性诊断，在诊断之前需要全面检查以排除其他原因，这是最终出具诊断的保证。

慢性疾病

任何患有慢性疾病的患儿都会因各种因素而导致青春期延迟，如反复患病/感染、免疫缺陷或任何影响主要器官功能的潜在疾病。慢性疾病可以引起生长延迟和青春期延迟，延迟的程度与个人因素相关如病情的严重程度和发病年龄。引起发育延迟的常见原因包括饮食失调和肠道吸收不良疾病（如炎症性肠病、乳糜泻或节段性回肠炎）。慢性肾病、囊性纤维化和血红蛋白病也可导致青春期发育延迟。最后，任何控制不佳的疾病如糖尿病、甲状腺功能减退或库欣病也会导致青春期发育异常。

表 10-1　青春期发育延迟常见原因

1. 体质性延迟
2. 慢性疾病
3. 低促性腺素性性腺功能减退症
(a) 甲状腺功能异常
(b) Kallman 综合征/促性腺素释放激素缺乏症
(c) 颅咽管瘤、中枢神经系统肿瘤
(d) 垂体肿瘤或突变/全垂体功能减退
(e) 过度运动
(f) 饮食失调
(g) 营养不良
(h) 药物
(i) 抑郁
(j) 压力
4. 高促性腺素性性腺功能减退症
(a) 特发性卵巢功能不全
(b) 脆性 X 染色体携带者
(c) 特纳综合征
(d) 单纯性性腺发育障碍症
(e) 17-羟化酶/芳香酶缺乏
(f) 半乳糖血症
(g) 镰状细胞贫血
(h) 化学治疗/放射治疗
(i) 卵巢切除术

反复治疗的慢性疾病可能会影响青春期发育的时间，因为情感压力与疾病相关。此外营养不良和相关炎症反应导致营养不足是引起青春期延迟的主要机制[5]。营养不良和青春期延迟的病理生理机制尚不清楚，但在儿童炎症性肠病中显示，营养不良会影响生长激素和胰岛素样生长因子-1，从而影响长骨生长板发育[6]。炎症引起的营养不良会导致脂肪减少和瘦素水平降低，可能是引起青春期延迟的另一种机制[7]。

低促性腺素性性腺功能减退症

避免慢性疾病、营养不良、中枢神经系统疾病或内分泌疾病（如甲状腺功能异常）可导致低促性腺素性青春期延迟的发病率。最后，肿瘤、某些药物的使用、运动员极限运动也可能是潜在原因。

脑部肿瘤/中枢神经系统疾病

实验室检查中催乳素高水平，影像学检查显示垂体瘤/垂体异常、其他脑部肿瘤和（或）嗅球消失，提示患者有中枢神经系统疾病。颅咽管瘤是与青春期延迟相关的最常见肿瘤。发病高峰为6～14岁，肿瘤位于Rathke囊内，起源于垂体，向鞍上扩展。该肿瘤在影像学检查中可发现这种情况需手术治疗，某些还需术后放疗[7]。Kallman综合征患者会出现青春期延迟和嗅觉丧失。该疾病是由促性腺素释放激素分泌不足引起的。这些患者嗅球未完全发育，所以该疾病的一个特点为嗅觉丧失。

过度运动

长期运动通过影响下丘脑-垂体-卵巢轴导致低促性腺素性功能减退症。过度运动引起青春期延迟的确切病因尚不清楚，但现在认为与低热量摄入、低脂肪和高能量输出相关。如前所述，脂肪储存低可导致瘦素水平低，从而影响青春期发育[8]。此外，过度运动也可以影响月经初潮[9]。不同的年龄和不同的运动强度会产生不同的影响。此疾病的高危人群是瘦体质者，以及年少时即有有过度运动历史的人群，如体操、芭蕾舞、花样滑冰运动员、长跑运动员[8]。

其他原因

不应忘记单纯性促性腺激素分泌缺乏的评估，其诊断的标准为女性患者骨龄大于11岁，促性腺激素水平较低/缺乏或对促性腺素释放激素反应差[10]。此外，使用某些药物可以抑制性激素分泌。可引起青春期延迟的药物包括糖皮质激素、阿片类、精神性药物（如吩噻嗪类）[11]。最后一点，压力可以引起可逆性的低促性腺素性功能减退症，它通过影响胰岛素样因子释放从而影响青春期发育。

高促性腺素性性腺功能减退症

FSH水平升高提示卵巢功能早衰（POI）。POI患者约30%合并有自身免疫功能障碍，所以对于POI潜在的病因需要仔细筛查。POI可能与许多内分泌疾病有关，包括甲状腺功能减退、肾上腺功能减退[12]。一些罕见疾病也不能忽视，如半乳糖血症（70%～80%半乳糖血症患者伴有 POI[13]）和镰状细胞疾病（20％患者伴有青春发育延迟[7]）。此外射频消融治疗病史如放疗或化疗，和（或）卵巢切除术会导致促性腺激素水平升高。最后，基因异常（如脆性 X 基因突变或前突变）也可导致这些临床症状。

染色体异常

在青少年时期出现原发性闭经，且无其他合并症，50％的女性可以发现异常核型。13％继发性闭经发现也有异常核型[14]。这样的女性可能会出现第二性征异常或不发育或可能出现一定程度的青春期发育。

特纳综合征

一旦确诊为 POI，需要进行染色体分析。染色体核型为 45，XO 可以诊断为特纳综合征（参见青春期延迟相关章节），新生儿发病率为 1/2500[3]，针对此病需要有正确的评估和适当的治疗。若细胞内存在 Y 染色质（发病率在 3％～12％），因性腺恶变率为 20％～30％所以需要进行性腺切除术[3]。

单纯性腺发育不良

单纯性腺发育不良患者可以有正常身高，FSH 水平升高，性腺呈条索状。术语“单纯”是指无畸形。核型为 46，XX 或 46，XY。若核型为 46 XY，则诊断为 Swyer 综合征。这一综合征中，条索状卵巢不分泌雄激素或抗米勒激素，所以苗勒氏管（米勒管）系统发育为子宫且无其他合并症。这些患者有性腺恶变的可能，所以需要切除性腺[3]。

脆性 X 综合征

脆性 X 综合征最常见的表现为遗传性智力减退。POI 女性核型正常，但约 6％有 FMR1 基因的前突变[14]。虽然基因突变携带者青春期月经正常，但约 1％基因突变携带者在 18 岁之前经历最后一次月经[15]。女性患者有正常核型和高 FSH 水平，特别是有 POI、脆性 X 综合征家族史者，或未确诊的智力减退者需要测定脆性 X 染色体。

化疗/放疗后卵巢功能丧失

化疗/放疗能影响患者正常青春期发育。化疗/放疗后立即出现的卵巢功能丧失称为急性卵巢衰竭（AOF），这一现象有可能是短暂的。化疗过程中使用药物的类型、输注方式、剂量等对卵巢功能都有一定的影响。烷化剂或丙卡巴肼使用后出现 AOF 的可能性增加，化疗时年龄越小，存活的卵泡越多[16-18]。

全身、脑部、骨盆和脊柱的放疗也会增加 AOF 的风险[19]。骨盆放疗剂量与 AOF 发病率成正比，剂量超过 10 Gy 的患者可以出现急性卵巢功能衰竭[18]。放疗中合并化疗会增加 AOF 概率。同时应注意到，即使是在女性出现月经后开始治疗，其终生 AOF 风险仍会增加[19]。

其他激素原因的青春期延迟

17-羟化酶/芳香化酶缺乏

这些酶的缺乏可以导致青春期延迟。17-羟化酶缺乏患者可以表现为高血压、肾上腺皮质功能不全和无第二性征发育。患者核型为 46，XX，女性外观，但无第二性征发育。46，XY 患者为女性外观，无乳房发育，无阴道和米勒管结构。芳香化酶缺乏使睾酮无法向雌二醇转化。这一疾病较为罕见，表现为轻度男性化，无乳房发育，多囊卵巢，胰岛素抵抗，骨龄延迟[3]。

治　疗

针对病因治疗。如患者营养缺乏或营养不良，治疗方法为补充营养。对于乳糜泻患者，脱蛋白饮食为首选，而且在无激素的刺激下启动青春期发育。饮食不平衡的患者需要注意优化饮食。甲状腺功能异常时可以选用适当的激素替代治疗。

雌激素缺乏的患者需要补充雌激素治疗。雌激素治疗需要在合适的年龄开始。为达到理想终身高治疗通常在 12～14 岁之间开始（雌激素治疗可以促进骨骺板闭合）。治疗的目的是促使乳房发育及形成月经周期，同时达到理想身高。特纳综合征患者需要先使用生长激素以确保呈线性生长，此后再使用雌激素治疗[3]。

雌激素治疗的方法有多种。口服避孕药不建议作为初始治疗，因为该激素浓度不符合生理水平。口服雌二醇较常选用，雌激素和胰岛素样生长因子-1[3]经皮给药更接近生理水平。研究显示经皮给药较口服雌激素效果好，1 年内子宫生长快且骨密度较好[20]。为促进乳房发育，雌激素的剂量应该缓慢增加。较为理想的是，在乳房发育完全后，再孕激素诱导开始月经初潮。增加雌激素用量的时机要根据患者骨龄、预测身高及渴望生长速度进行个体化治疗[3]，但一些指南中指出：

1. 起始剂量为每日 0.3 mg 共轭雌激素或 0.5 mg 雌二醇。在此治疗 6 个月至 1 年后，进行序贯治疗可以逐渐将共轭雌激素增加至 0.625 mg，或 1 mg 雌二醇与 5 mg 醋酸甲羟孕酮在每月的前 14 天。

2. 雌激素经皮给药的初始剂量为 6.5～12 μg（在刚开始时可以减量 1/2 或 1/4），在治疗 12～24 个月后开始增加剂量。一旦乳房开始发育，经皮雌激素要增加至 50 μg，或月经自然发生时加用孕激素。在每个月相同时间给予短期的醋酸甲羟孕酮或微粒化孕激素可以让患者形成一个可以预测的月经周期。

青春期开始发育时需要长期雌激素和孕激素的治疗。无论是雌激素和孕激素的序贯疗法还是口服避孕药，都是合理的治疗方法。POI 患者需要较长的时间治疗，体质性青春期延迟的患者在青春期开始发育时，可以停止治疗。

心理学关注

青春期的心理学方面同样重要。青春期是一个变化的时期，在这段时间内任何异常都有可能对患者或其家庭带来巨大的压力。医生对待患者应该诚实和坦率，同时也应该强调患者正常的方面。患者可以通过宣传册及适当的互联网信息检索得到相关疾病的准确信息自我研究。最后，早期定期的随访和治疗有助于改善患者生理和心理问题。

参考文献

1. Cromer B. Adolescent development. In: Kliegman RM, Stanton BF, St. Geme JW, Schor NF, Berhman RE, editors. Nelsons textbook of pediatrics. 19th ed. Philadelphia: Elsevier Saunders; 2011. p. 649.
2. Granada C, Loveless MB. Update on adolescent gynecology. Adolesc Med State Art Rev. 2013;24(1):133–54.
3. Emans SJ. Delayed puberty. In: Emans SJ, Laufer MR, editors. Pediatric and adolescent gynecology. 6th ed. Philadelphia: Lippincott Williams and Wilkins; 2012. p. 125–37.
4. Davis A, Reindollar R. Abnormalities of female pubertal development. http://www.endotext.org/chapter/abnormalities-of-female-pubertal-development/. Accessed 12 Aug 2013.
5. Pozo J, Argente J. Delayed puberty in chronic illness. Best Pract Res Clin Endocrinol Metab. 2002;16(1):73–90.
6. Erzi J, Marques-Vidal P, Nydegger A. Impact of disease and treatments on growth and puberty of pediatric patients with inflammatory bowel disease. Digestion. 2012;85(4):308–19.

7. Chapter 10, Abnormal puberty and growth patterns. In: Speroff L, Glass RH, Kase N, editors. Clinical gynecologic endocrinology and infertility. 6th ed. Baltimore: Lippincott Williams and Wilkins; 1999. p. 406–7.
8. Matheo LM, Murray PJ. Delayed puberty. Sanfilippo JS, Lara-Torre E, Edmonds K, Templeman C. Clinical pediatric and adolescent gynecology. 1st ed. New York: Informa Healthcare USA; 2009. p. 40–61.
9. Fujii K, Demura S. Relationship between change in BMI with age and delayed menache in female athletes. J Physiol Anthropol Appl Human Sci. 2003;22:97–104.
10. Hopwood NJ. Pathogenesis and management of abnormal puberty. Spec Top Endocrinol Metab. 1985;7:175–236.
11. Silveira LFG, Latronico AC. Approach to the patient with hypogonadotropic hypogonadism. J Clin Endocrinol Metab. 2013;98(5):1781–8.
12. Rebar RW. Premature ovarian "failure" in the adolescent. Ann N Y Acad Sci. 2008;1135:138–45.
13. Guerrero NV, Singh RH, Manatunga A, Berry GT, Steiner RD, Elsas II LJ. Risk factors for premature ovarian failure in females with galactosemia. J Pediatr. 2000;137(6):833–41.
14. Nelson LM, Covington SN, Rebar RW. An update: spontaneous premature ovarian failure is not an early menopause. Fertil Steril. 2005;83:1327–32.
15. De Caro JJ, Dominguez C, Sherman SL. Reproductive health of adolescent girls who carry the FMR1 premutation: expected phenotype based on current knowledge of fragile x-associated primary ovarian insufficiency. Ann N Y Acad Sci. 2008;1135:99–111.
16. Wallace WH, Anderson RA, Irvine DS. Fertility preservation for young patients with cancer: who is at risk and what can be offered? [published erratum appears in Lancet Oncol 2005;6:922]. Lancet Oncol. 2005;6:209–18.
17. Johnston RJ, Wallace WH. Normal ovarian function and assessment of ovarian reserve in the survivor of childhood cancer. Pediatr Blood Cancer. 2009;53:296–302.
18. Green DM, Sklar CA, Boice Jr JD, Mulvihill JJ, Whitton JA, Stovall M, et al. Ovarian failure and reproductive outcomes after childhood cancer treatment: results from the Childhood Cancer Survivor Study. J Clin Oncol. 2009;27:2374–81.
19. Duffy C, Allen S. Medical and psychosocial aspects of fertility after cancer. Cancer J. 2009;15:27–33.
20. Nabhan ZM, Dimeglio LA, Qi R, Perkins SM, Eugster EA. Conjugated oral versus transdermal estrogen replacement in girls with Turner syndrome: a pilot comparative study. J Clin Endocrinol Metab. 2009;94(6):2009–14.

第 11 章 解剖结构异常引起的青春期延迟

Anatomic Causes for Delayed Puberty

Jennifer E. Dietrich　著
宋艳宁　译　巩纯秀　审校

摘要

背景：解剖学异常所导致的无月经来潮和青春期延迟的发生率为23.7%。予以恰当治疗的关键是对胚胎学、诊断和治疗的理解。解剖异常导致的无月经现象不能恢复，但是其他原因引起的此症状可以恢复；因此，仔细询问有关病史，对病情预后及生育方式选择很重要。目的：系统回顾导致女性青春期延迟的解剖原因。结论：许多解剖结构异常可以导致青春期延迟，一些可以通过手术解决。对于那些不能恢复月经来潮或是因为先天性子宫或阴道结构缺失而导致的流出道融合，可以通过内科和外科方法尽可能减少疼痛，降低子宫内膜异位症的风险，为性交而建立人工阴道。

关键词

苗勒氏管发育异常・流出道・青春期延迟・阴道发育不全・阴道下段闭锁・阴道隔・处女膜闭锁・子宫颈阴道闭锁

J. E. Dietrich，M. D.，M. Sc. （✉）
Department of Obstetrics，Gynecology，and Pediatrics，Baylor College of Medicine，
Texas Children's Hospital，6651 Main Street，Suite F1050，Houston，TX 77030，USA
e-mail：jedietri@bcm.edu；jedietri@texaschildrens.org

J. E. Dietrich (ed.)，*Female Puberty：A Comprehensive Guide for Clinicians*，
DOI 10.1007/978-1-4939-0912-4_11，

背景

大约有23.7%的女孩会有青春期无月经，其中约25%有潜在的解剖结构异常[1]。解剖结构异常可以导致无痛性流出道梗阻或痛性流出道梗阻，梗阻部位可以位于处女膜和子宫之间[2]。梗阻部位的不同是由多方面原因引起，尽管在该领域做了大量遗传学研究，但是这些原因与梗阻部位没有因果关系[3-5]。一些研究推测，环境因素在疾病中可能起作用，但至今没有得到证实。相反，对小鼠的许多研究表明，多种基因参与生殖道的发育，这些基因的突变会导致不育和子宫阴道发育不全[6]。基于这些研究而发现的可能的相关基因包括WNT、DACH和HOX家族，以及SOX9，少量的对这些基因的研究也已在人类中进行，但是迄今为止也没有证明单基因突变可以造成上述异常[6-14]。而且，除一些由其他的明显的潜在遗传因素引起的综合征可以遗传给后代外，目前没有文献证实解剖异常有遗传给后代的风险[6]。

最后，胚胎发育过程中必要的融合和吸收可以确保正常性腺的形成。性别决定基因SRY存在的条件下，生殖道的发育开始于胎龄6～7周。当SRY基因不存在时，女性性腺结构随之形成，此时苗勒氏管开始融合并持续到胎龄14周[2,6,8]，苗勒氏管一旦融合，就会开始形成子宫腔。约于胎龄12周左右，苗勒氏管的尾部和尿生殖窦阴道球融合；苗勒氏管形成上1/3阴道，尿生殖窦形成下2/3阴道，随后两部分相互融合形成正常的阴道[2]。

一般来说，内部结构异常所导致的无月经可被分为痛性和无痛性两类。第一类为痛性，处女膜异常是这类中最常见的类型。女孩中处女膜闭锁的发生率为1/2000（图11-1）[2]。典型的情况是，由于处女膜闭锁位于阴道下段且处女膜组织较薄，经血淤滞，一段时间后不仅会引起疼痛，还会引起子宫阴道出血。随着大量经血淤积，处女膜较薄处可能会呈现紫色且会向外凸出（图11-2）[15]。另一种更少见的阻塞类型为完全性阴道膈（横膈）（发病率小于1/72 000），横膈可出现在阴道的下1/3段、中间或阴道上1/3段（图11-3）[15]。横膈或薄或厚，无经血流出通道。这些经血反涌、淤滞同样可以引起阴道大量积血。下段阴道闭锁是另一种罕见的引起上述表现的内部结构异常的类型，但是会阴部不会凸出。而这种情况，处女膜正常，阴道存在但隐匿，此时阴道位于会阴的更高处（图11-4a，b）[15]。另一种更为罕见的导致流出道梗阻的类型为

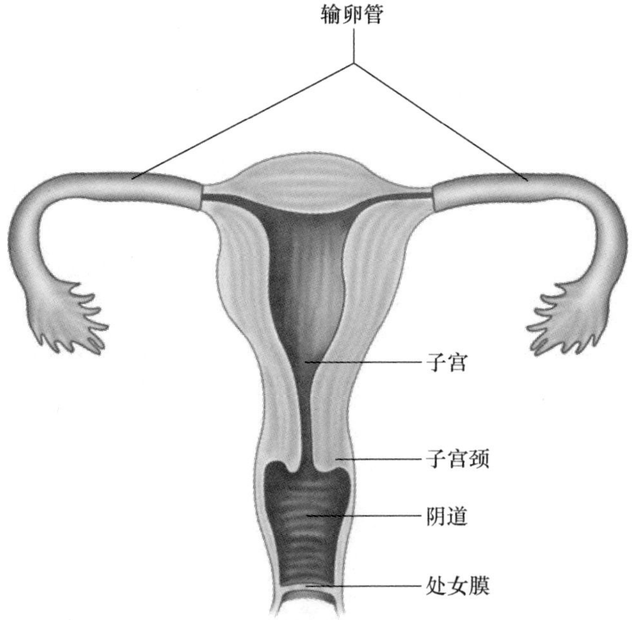

图 11-1　生殖管道解剖，处女膜远端（矢状位）

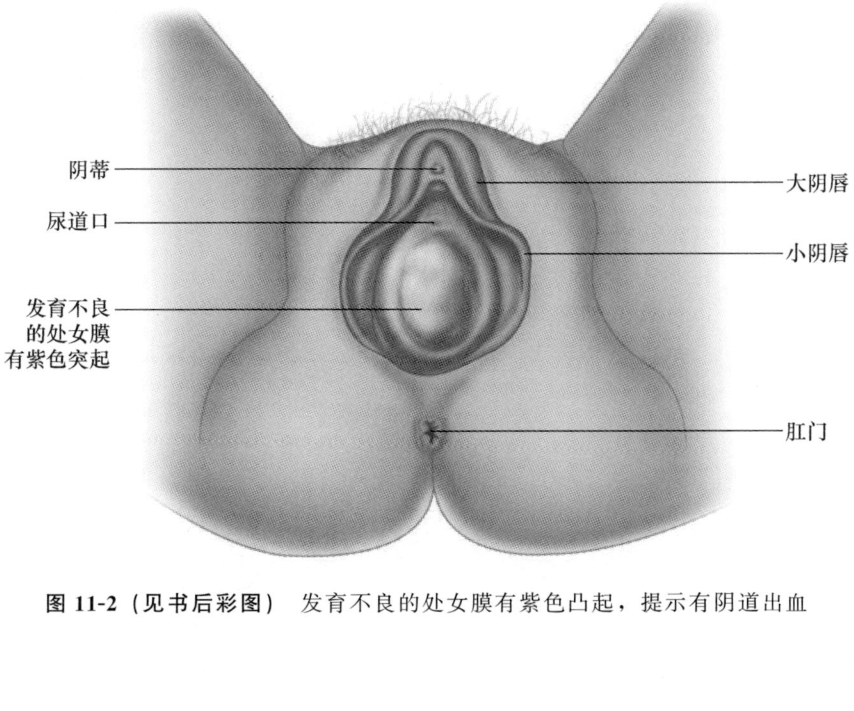

图 11-2（见书后彩图）　发育不良的处女膜有紫色凸起，提示有阴道出血

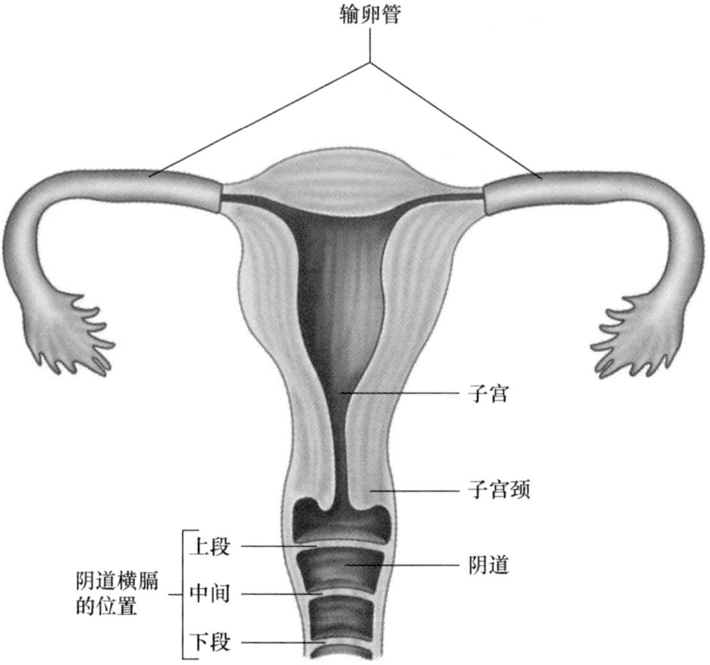

图 11-3 阴道横膈的位置（矢状位）

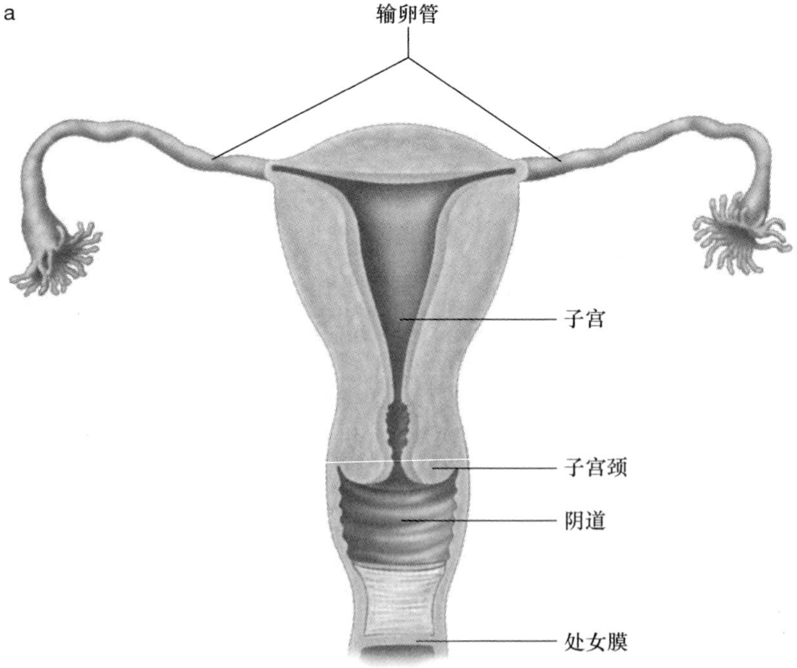

图 11-4 （**a**，**b**）**a.** 青春前期阴道下段闭锁；**b.** 青春期阴道下段闭锁引起的子宫阴道积血

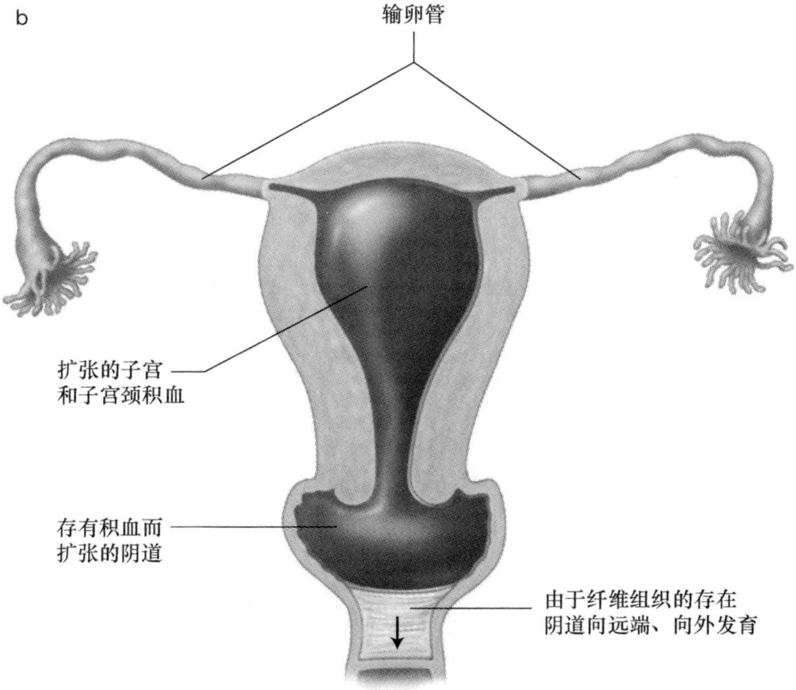

图 11-4（续）

子宫颈阴道发育不全。由于苗勒氏管融合的子宫颈发育不良，另外，在发育过程中阴道没有形成管状结构（图 11-5）[15]。

第二类是在青春期发育时生殖道结构异常所导致的无痛性无月经来潮。包括苗勒氏管发育不全综合征，其染色体核型为 46，XX，比如：先天性无阴道（Mayer-Rokitansky-Küster-Hauser，MRKH）综合征或阴道-肾-子宫发育不全综合征（Mullerian-renal-cervical syndrome，MURCS）[16]。这些疾病的发病率不同，但据报道为 1/5000～1/4000[16]。苗勒氏管发育不全综合征中苗勒氏管尚无发育或初步发育，也可以出现阴道缺失（图 11-6）[17]。阴道发育不全也可以与某些性发育异常疾病同时存在[2]，如混合性腺发育不全（mixed gonadal dysgenesis，MGD）或完全性雄激素不敏感综合征（complete androgen insensitivity syndrome，CAIS）。在这些疾病中，需要详细了解青春期发育过程及进行体格检查以明确异常特征。另外，激素检测和遗传评估可以帮助确诊[17]。

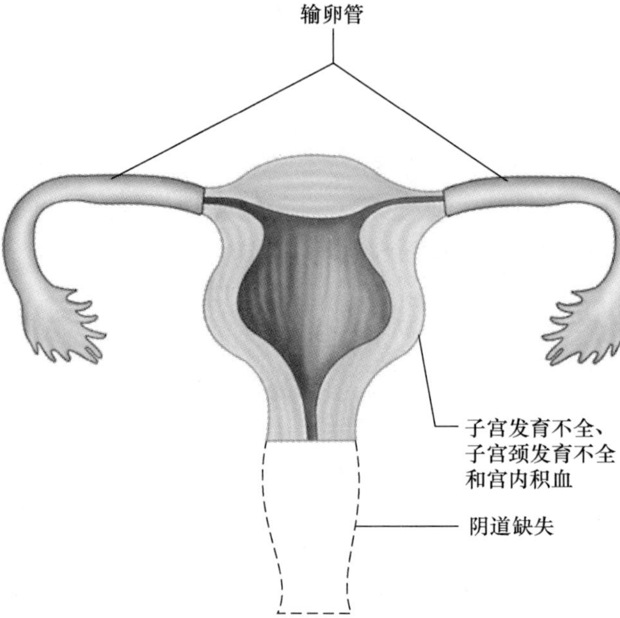

图 11-5 子宫颈阴道发育不全

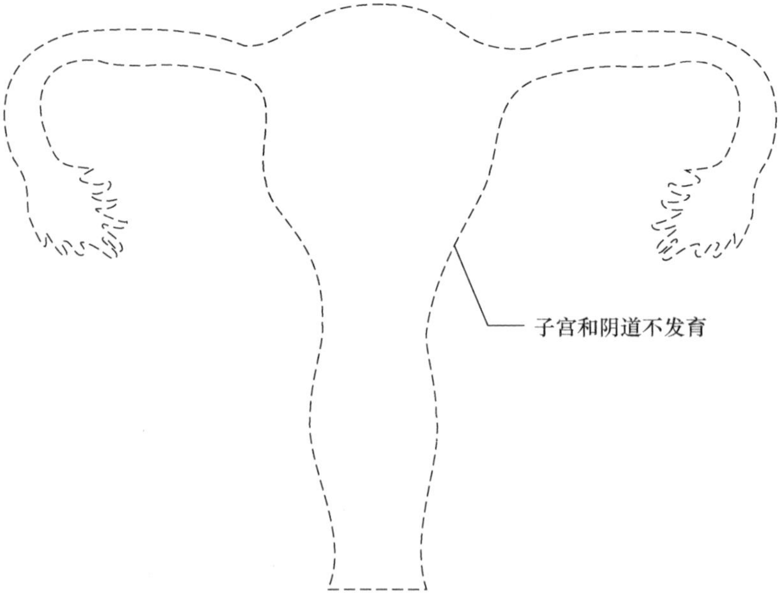

图 11-6 子宫结构缺失和子宫阴道发育不全一致。见于 MRKH 和 MURCS

临床表现

流出道梗阻出现临床表现的时间为青春期，偶尔也可以在婴儿期出现。在婴儿期最常见的诊断为发育不全的处女膜所导致的阴道黏液淤积(阴道内充满黏液)[15]，这是由母亲怀孕期间雌激素刺激所导致的，雌激素的作用可以自发消退，阴道黏液淤积在青春期前不需要干预。少数黏液淤积患者可以出现膀胱发育不全或输尿管阻塞，在这些少见的病例中，偶尔出现的大量阴道黏液淤积必须早期处理。这些青少年可能会有正常的青春期发育，但是会在乳房发育的 2～3 年后出现周期性腹痛。基于疼痛的程度，或出现与尿道或胃肠道有关的症状，这些患者可以在急诊或门诊中见到。任何一种流出道畸形，疼痛都是来自经血累积，随着时间推移梗阻处会向外膨胀导致大量阴道子宫积血（阴道和子宫内充满血液，图 11-4)、阴道积血（阴道内充血，图 11-4)，或者子宫出血（子宫内充血，图 11-4 和 11-5)，体格检查可以帮助鉴别诊断。处女膜发育不全时由于阴道组织的弹性能力变差和膜较薄、抗力小会出现大量的阴道出血，处女膜闭锁通常也会因子宫弹力弱而膨凸，使大量血液聚集在子宫阴道内，在会阴处可以看到紫色的处女膜凸出[15]。

阴道横膈同样可以引起子宫阴道积血，但是和处女膜发育不全相比，血液较多地聚集在子宫腔内。横膈可能会很薄，这时膜后的血液会使膜凸出[15,18]。同样，膜也可能很厚，在这种情况下，仅仅可以看到一个呈平顶袋状的阴道盲端。对于能耐受内诊的患者，可以通过简单的双手触诊法或小阴道内窥镜来诊断，或者也可以通过用棉签检查来确定阴道阻塞的深度。如上所述，横膈的位置可以在下段，可在中段，也处于上段。最常见的类型为阴道下段，可以表现为疼痛和隐匿阴道。这时，肛诊非常重要，以便帮助确定会阴上部是否有膨出。采用双合诊和放置在阴道浅凹内的棉签检查同样可以确定阴道的柔韧性和末端的深度[15,18]。

阴道下段闭锁会在与会阴相距不同的位置出现膨出，因此，尽管子宫阴道积血可以通过超声和磁共振显像（MRI）确定，但是距离会阴较远的位置通常不清晰[15,18]。相反，子宫颈阴道闭锁/发育不全的患者在影像学检查中仅有子宫积血，而在肛诊检查骨盆内部时没有膨出。在青春期早期出现症状时，可以行骨盆超声检查，该检查能够提供有价值的首要信息。然而，骨盆 MRI 检查是诊断苗勒氏管结构异常的金标准[2,15,18]。

阴道缺失患者的临床表现通常会出现在青春期时，此时患者无月经初潮[2,6,15,19-20]。在无子宫和阴道发育的患者中，乳房发育和肾上腺功能初现会正常出现，但是青春期发育年龄延迟 2～3 年，无月经初潮。现在建议女孩在 13 岁无第二性征发育或者是 15 岁无月经初潮时需要妇产科医生做评估[2,15]。诊断主要是在门诊且确定阴道是否闭锁。Tanner 分期的评估可以帮助诊断临床上怀疑的 MRKH、MURCS、MGD 或者 CAIS[2,17]，激素水平和染色体核型评估可以帮助解释临床表现。在无月经初潮的 MRKH、MURCS 的患者中，其核型为 46，XX，有正常下丘脑-性腺轴及正常的卵巢[2,17]。在 MGD 患者中，有混合/嵌合的染色体核型或者是其染色体核型和其临床表型不一致。在 Y 染色质存在时，性腺有恶变倾向。最后，通常这些患者会表现出高促性腺素性性腺功能减退和无月经来潮。在 CAIS 的患者中，乳房发育可能正常，但是疾病的标志性表现是无体毛（阴毛和腋毛都没有）。患者核型为 46，XY，促性腺素水平正常，睾酮水平正常。这种异常是由雄激素受体基因突变导致的，阻碍和雄激素结合而使雄激素不能发挥正常的作用。这种阻碍甚至早在胎龄 6～7 周就开始[20]。由于不能和雄激素密切结合，外生殖器为女性外观。患者体内性腺为睾丸，抗苗勒氏管激素的含量正常，所以米勒管不发育成内生殖道。睾丸可以位于骨盆、腹股沟区，或者在大阴唇内。由于性腺在青春期有转化成恶性肿瘤的风险，建议在乳房发育后摘除性腺。若女孩在年龄较小时出现腹股沟疝，在行疝修补术时发现疝内容物为性腺，若性腺不正常或者是不能重新下降到盆腔，有必要早期摘除。有腹股沟疝的女孩有 1%～2%诊断为 CAIS，因此，有经验的外科医生在诊断腹股沟疝的同时会建议患者查染色体核型[2,17]。

治 疗

由于流出道梗阻和无月经的原因不同，治疗的方法也不同。正常的青春期发育开始时，我们需要获取详细的病史，包括疼痛的特点（经常性或周期性）和（或）腹部触诊或是否存在盆腔肿块[19]。任何一种生殖道结构异常，进行超声检查都有益处。因为这些患者希望避免经阴道的检查，故腹部超声是较好的方法。当诊断不明确时，盆腔 MRI 可能是显示特殊生殖道问题的有效方法[2,21-22]。无论哪一种生殖道畸形，当涉及米勒管结构异常时，肾畸形（40%）和脊柱（10%～20%）异常的发生率都很高[6]，故同时要筛查此类问题[6]。

一旦确定诊断，可以通过内科或外科治疗生殖道异常问题。当处女膜闭锁出现疼痛进行性加重的情况时，可以放置尿管和手术，可以放置 Foley 氏管将多余的处女膜切除并建立一个人工阴道（图 11-7）[15,18]。一旦切除多余的处女膜，经血流出，梗阻和疼痛立即被解除。MRI 成为诊断阴道横膈引起子宫阴道积血的重要手段。首先，必须确定横膈在阴道中的位置是位于下段、中段还是上段。其次，必须考虑横膈的厚度。在隔膜较薄的情况下，可以立即将隔膜组织完整切除。再有，将阴道的上部和下部的正常黏膜缝合。当隔膜组织较厚时，据报道有多种技术可以修复。第一步，将隔膜分为两部分：远端部分和近端部分（图 11-8）[15]。每一部分被标记成三角形，最好是一部分用“X”形切口，另一部分用“+”分。隔膜组织的 8 个叶后整合成桥，延长其长度而维持正常的阴道功能（图 11-9）[15]。最后，当怀疑子宫颈阴道发育不全时，MRI 检查至关重要。子宫颈阴道发育不全常伴先天性阴道缺失，但也可以是阴道闭锁或子宫颈缺失伴子宫积血[15,18-19,23]。由于经血无法流出，致使经血逆流而导致输卵管积血[15]。诊断后，最好使用联合避孕药物以抑制月经来潮，如口服或贴膜促性腺素释放激素（GnRH），也可以长期注射二羟甲基丙酸（DMPA）。如果治疗无效，需要重新让

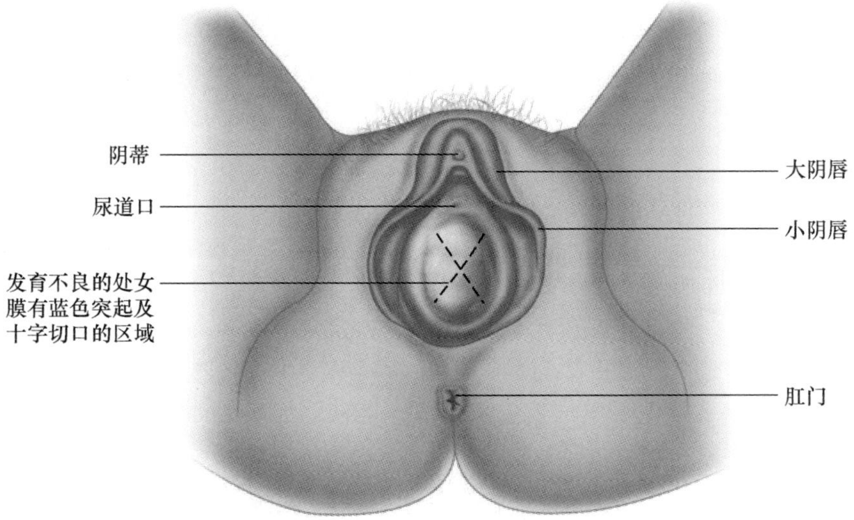

图 11-7（见书后彩图） 处女膜闭锁手术治疗的十字切口

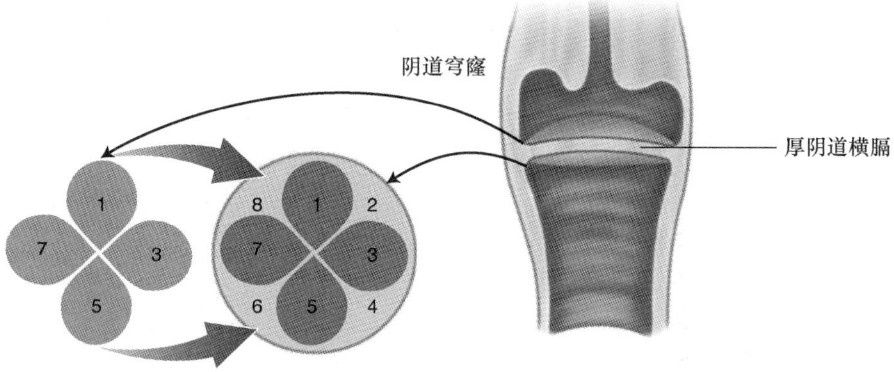

图 11-8（见书后彩图） 对厚的阴道横膈皮瓣交错修复的手术计划方案

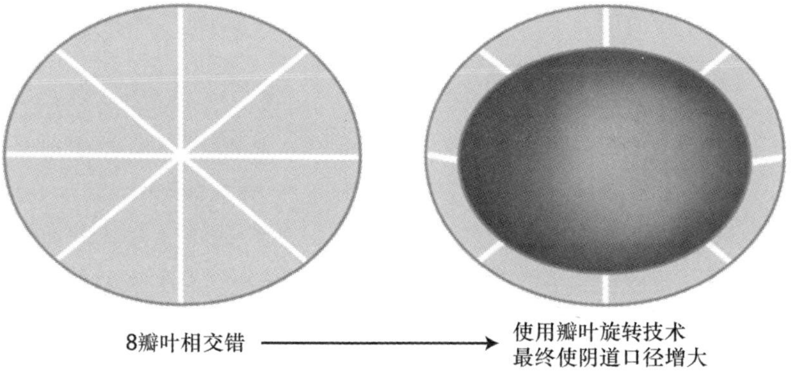

图 11-9（见书后彩图） 手术后的结果及用十字交错术来修复后的阴道横膈

家属选择方案。虽然专家一直致力于子宫颈重建的方式，但是到目前为止，许多重建患者已经出现了术后并发症，如：脓毒症或死亡。此外，虽然迄今为止还没有研究子宫移植问题，随着移植医学领域不断扩大，移植后获益的同时也需要权衡其影响和风险[2,15,18]。因为对药物的研究仍较多，对于那些用激素抑制治疗后仍有症状的患者来说，可以选择将子宫残余结构完全清除，这将最终预防周期性疼痛发作。然而，切除子宫残余组织来减少疼痛时，应该保留卵巢，因为我们可以通过体外受精（IVF）和代孕的方式使患者成功妊娠[2,15,18,24]。对于无痛的患者来说，MRI 是确定其生殖结构缺失的关键。此外，MRI 可以帮助确定是否存在性腺及性腺其位置，例如，在 MRKH 或 MURCS 患者中，性腺（卵巢）可能和我们预想的一样存在于骨盆中，但大约 20%还未下降、位于骨盆边缘的上方。在 MGD 或 CAIS 的患者中，性腺（卵睾、卵巢或睾丸）可能位于腹部、腹股沟管内或在大阴唇[2,6]。然而，阴道重建术在所有阴道发育不全的患者中都非常相似。根据不同病因，对性腺治疗方法是不同的。大多数患者会选择弗兰克（Frank）或英格拉姆（Ingram）法来扩张阴道，大约 90％的患者手术成功[2,17,25]。对于阴道扩张失败的患者，有多种手术方法可供选择；但手术方法需个体化治疗[25]。研究表明首选方法为阴道扩张，次选为扩张失败后再行手术治疗。若这两种治疗方法无效可直接手术治疗。已证实阴道扩张治疗是最有效的，只有在扩张失败的情况下才考虑手术[26]。

咨询服务

咨询对有上述任何一种临床表现的患者及其预后都非常重要[24]。父母咨询的典型问题包括“这种疾病会影响我女儿的生育能力吗?”或者“这会影响我女儿的性功能吗?”或者是“这种疾病会遗传给她的孩子吗?”值得庆幸的是针对处女膜闭锁、下段阴道闭锁、阴道横膈的情况，解除了梗阻就解决很多相关问题[24]。然而，当阴道隔膜较厚或在阴道穹隆的位置较高，又或当阴道闭锁距会阴的位置较远时，这时患者和家属须知道发生阴道狭窄的风险很高[15]。对于性活跃的患者来说，可能会导致性交疼痛。在多数情况下，阴道狭窄可以自行用小量筒缓慢扩张而使阴道成形[15]，乐观的是：除了 MURCS 的患者，其余患者没有更高的遗传给后代的风险[2]。尽管在很多阴道或苗勒氏管异常的患者中发现了子宫内膜异位症，但是子宫内膜异位症与阻塞类型有关并且往往不具侵袭性，可以通过简单的解除梗阻来治疗[2,26-27]。

对于子宫阴道不发育的患者，有多种阴道重建术可以选择。值得庆幸的是 90％患者单单使用自行阴道扩张就有很好的效果。对于另外 10％扩张失败的患者，有多种阴道重建术可以选择。据报道，阴道成形后或术后多数人会有正常的性生活[25]。对于子宫阴道不发育的患者，尽管可以重建阴道，但是目前还不能重建子宫。由于她们有正常的卵巢，促性腺素能够刺激卵巢发育，可以通过试管技术使卵子受精。但她们需要一个代孕体。此外，还无 MRKH 患者遗传给后代的报道[24]。因为子宫残余组织可高达 85％，此时仍需考虑子宫内膜异位症的可能，子宫内膜若残存在封闭的空间可导致出血。对于无其他原因引起的周期性疼痛或持续性盆腔疼痛的女性，应该考虑功能性残角子宫，可使用腹腔镜确诊。全面治疗功能性残角子宫需要内科和外科共同参与。由于诊断很难掌控，所以给予支持是重要的。有时在诊断期间、确诊后最初的几个月及整个成年期给予心理咨询可能是需要的[24]。

对于 CAIS 的患者来说，患者需要了解自身睾丸无功能，且由于存在恶变的风险，睾丸需要被摘除。摘除后，给予激素替代治疗。由于抗苗勒氏管激素存在，患者体内无子宫，因此在对这些患者做咨询时，建议患者可以使用捐献的卵子代孕或收养孩子。同样，给予支持是重要的，且有时在诊断期间、确诊后最初的几个月和（或）整个成年期给予心理咨询是必要的[17,25]。

结　论

总之，许多解剖结构异常可以导致青春期延迟，一些可以很容易通过手术解决，而不对未来的生育功能产生影响。对于那些不能恢复月经来潮或是因为先天性子宫或阴道结构缺失而导致的流出道融合，可以通过内科和外科方法尽可能减少疼痛，降低子宫内膜异位症的风险，为方便性行为而建立人工阴道。对于不能来月经或无法重建流出道的患者进行心理咨询很有必要，以帮助她们更好地了解未来生育的选择。

参考文献

1. Speroff L, Glass RH, Klase NG, editors. Clinical gyneoclogic endocrinology and infertility. 8th ed. Baltimore, MD: Williams & Wilkins; 2011. p. 121–56, 391–494.
2. Breech LL, Laufer MR. Mullerian anomalies. Obstet Gynecol Clin North Am. 2009;36(1): 47–68.
3. Rall K, et al. A combination of transcriptome and methylation analyses reveals embryologically relevant candidate genes in MRKH. Orphanet J Rare Dis. 2011;6(32):1–8.
4. Nik-Zainal S, et al. High incidence of recurrent copy number variants in patients with isolated and syndromic Mullerian aplasia. J Med Genet. 2011;48(3):197–204.
5. Ledig S, et al. Frame shift mutation of LHX1 is associated with Mayer-Rokitansky-Kuster-Hauser (MRKH) syndrome. Hum Reprod. 2012;9:2872–5.
6. Christopolous P, Gazouli M, Fotopoulou G, Creatsas G. The role of genes in the development of Mullerian anomalies: where are we today?. Obstet Gynecol. Survey. 2009;64(11): 760–8.
7. Jingjing KL, Kilen SM, Woodruff TK, Mayo KE. Activin regulates estrogen receptor gene expression in the mouse ovary. J Biol Chem. 2007;282(50):36755–65.
8. Kobayashi A, et al. β-catenin is essential for Mullerian duct regression during male sexual differentiation. Development. 2011;138(10):1967–75.
9. Jamin SP, Arango NA, Mishina Y, Hanks MC, Behringer RR. Genetic studies of the AMH/MIS signaling pathway for Mullerian duct regression. Mol Cell Endocrinol. 2003;211(1–2):15–9.

10. Li Q, et al. Trnasforming growth factor β receptor type 1 is essential for female reproductive tract integrity and function. PLOS Genet. 2011;7(10):1–15.
11. Mattson A, Olsson JA, Brunstrom B. Activation of estrogen receptor alpha disrupts differentiation of the reproductive organs in chicken embryos. Gen Comp Endocrinol. 2011; 172(2):251–9.
12. Xia M, et al. LHX1 mutation screening in 96 patients with mullerian duct abnormalities. Fertil Steril. 2012;97(3):682–5.
13. Chen G, Shinka T, Kinoshita K, Yan HT, Iwamoto T, Nakahori Y. Roles of estrogen receptor alpha (ER alpha) in the regulation of the human Mullerian inhibiting substance (MIS) promoter. J Med Invest. 2033;50(3–4):192–8.
14. Dang Y, et al. Variants of the WNT7A gene in Chinese patients with Mullerian anomalies. Fertil Steril. 2012;97(2):391–4.
15. Miller RJ, Breech LL. Surgical correction of vaginal anomalies. Clin Obstet Gynecol. 2008; 51(2):223–36.
16. Oppelt PG, et al. Malformation in a cohort of 284 women with Mayer-Rokitansky-Kuster-Hauser syndrome (MRKH). Reprod Biol Endocrinol. 2012;10(57):1–7.
17. ACOG Committee Opinion 355, reaffirmed 2009. Obstet Gynecol. 2006;108:1605–9.
18. Vallerie AM, Breech LL. Update in mullerian anomalies: diagnosis, management and outcomes. Curr Opin Obstet Gynecol. 2010;22:381–7.
19. Chandler TM, Machan LS, Cooperberg PL, Harris AC, Chang SD. Br J Radiol. 2009;82: 1034–42.
20. Ruggeri G, et al. Vaginal malformations: a proposed classification based on embryological, anatomical and clinical criteria and their surgical management (an analysis of 167 cases). Pediatr Surg Int. 2012;28:797–803.
21. Pui MH. Imaging diagnosis of congenital uterine malformation. Comput Med Imaging Graph. 2044;28:425–33.
22. Junqueira BLP, et al. Mullerian duct anomalies and mimics in children and adolescents: correlative intraoperative assessment with clinical imaging. Radiographics. 2009;29: 1085–103.
23. Mane SB, et al. Our 10-years experience of variable Mullerian anomalies and its management. Pediatr Surg Int. 2010;26:795–800.
24. Rackow BW, Arici A. Reproductive performance of women with mullerian anomalies. Curr Opin Obstet Gynecol. 2007;19:229–37.
25. Dietrich JE, Hertweck SP. Vaginal agenesis. Female Patient. 2007;32(10):29–34.
26. Routh JC, Laufer MR, Cannon GM, Diamond DA, Gargallo PC. Management strategies for Mayer-Rokitansky-Kuster-Hauser related vaginal agenesis: a cost effectiveness analysis. J Urol. 2010;184:2116–22.
27. Taylor E, Gomel V. The uterus and fertility. Fertil Steril. 2008;89(1):1–16.

第 12 章 遗传原因引起的青春期延迟

Genetic Causes of Delayed Puberty

Xiomara M. Santos 著

宋艳宁 译 巩纯秀 审校

摘要

遗传问题造成的青春期延迟占女性青春期延迟的 20%。许多先天性疾病或遗传综合征与青春期延迟有关。患者表现为低促性腺素性性腺功能减退症或高促性腺素性性腺功能减退症。为了明确病因，需要对所有青春期延迟的患者进行全面评估。引起青春期延迟的遗传因素主要包括孤立性促性腺素缺乏和性腺发育不全。由于没有雌激素产生，为了促进乳房发育和月经来潮，需要激素替代治疗。此外，生长激素水平可以作为许多患者的评价指标，并且是治疗 Turner 综合征患者的一项标准。最后，为了使所有青春期延迟的患者能够更好地生长和发育，建议使用多学科方法评估。

关键词

青春期延迟 · 性腺功能减退 · 低促性腺素性性腺功能减退症 · 高促性腺素性性腺功能减退症 · Turner 综合征 · 促性腺素缺乏

X. M. Santos, M. D. (✉)
Department of Obstetrics and Gynecology, Baylor College of Medicine,
6651 Main Street, Suite F1050, Houston, TX 77030, USA
e-mail: xmsantos@texaschildrens. org

J. E. Dietrich (ed.), *Female Puberty: A Comprehensive Guide for Clinicians*,
DOI 10. 1007/978-1-4939-0912-4 _ 12, © Springer Science+Business Media New York 2014

引 言

女孩青春期延迟（delayed puberty）定义为到 13 岁时其第二性征仍缺乏或发育不完全[1]。13 岁被认为是比人群平均年龄晚了 2～2.5 个标准差（SD）[1]。乳房发育是青春发育的第一征象[2]。遗传因素导致的女性青春期延迟占 20%[1,3]。患者表现为低促性腺素性性腺功能减退症（促性腺激素减少导致雌激素产生少）或高促性腺素性性腺功能减退症（性腺功能减退导致雌激素的负反馈作用缺乏而引起促性腺激素升高）[2]。

鉴别诊断

许多先天性疾病或遗传综合征与青春期延迟有关（表 12-1）[2,4]。作为青春期发育延迟初始评估的一部分，确定是青春期发育完全延迟，还是青春期已经开始发育但又停止极为重要[1]。促性腺素释放激素（GnRH）缺乏的患者通常会在正常年龄出现肾上腺功能早现，但是乳房发育会延迟[3,5]。病史中其他重要方面包括营养习惯、运动、既往病史、药物使用情况[2,6-7]。既往治疗，如化疗或放疗会引起性腺功能减退[1,6]。而且，对于高促性腺素性性腺功能减退症的患者，要查染色体核型以排除性腺发育不全[2]。

中线缺陷、骨骼发育异常（如唇裂或者脊柱侧凸）等有关的先天性发育异常，提示先天 GnRH 缺乏[4]。中枢神经系统功能紊乱导致的青

表 12-1 与青春期延迟有关的先天性和遗传性因素

低促性腺素性性腺功能减退症	高促性腺素性性腺功能减退症
GnRH 缺乏	性腺发育不全
特发性低促性腺素性性腺功能减退症	Turner 综合征
卡尔曼综合征	Swyer 综合征
遗传综合征	先天性半乳糖血症
Prader-Willi 综合征	脆性 X 前突变携带
Laurence-Moon-Biedl 综合征	17α-羟化酶缺乏症
CHARGE 综合征	

春期延迟会有神经系统的症状，如头痛、视觉障碍、嗅觉缺失、癫痫和智力障碍[2]。嗅觉异常或缺失提示有卡尔曼综合征（Kallman's syndrome，KS），是 GnRH 缺乏的特征表现[4]。当认知发育迟缓与肥胖或畸形有关时，有潜在遗传综合征的可能[1]。

了解青春期延迟患者的家族史同样重要[1]。若先天 GnRH 缺乏的家系中高发青春期延迟和体质性青春期延迟[8]，提示为常染色体显性遗传（有或没有不完全外显）。

遗传原因引起的低促性腺素性性腺功能减退症

孤立性促性腺素缺乏

低促性腺素性性腺功能减退症表现为促卵泡素（FSH）和促黄体素（LH）水平降低或正常边界值，雌激素水平低[2]。如果没有快速体重减轻、饮食紊乱、应激、过度运动，脑 MRI 正常，并除外了甲状腺疾病和高催乳素血症，就诊断为体质性青春期延迟或孤立性低促性腺素性性腺功能减退症[4]。如果单纯性低促性腺素性性腺功能减退的症状一直持续到超过 17 岁，就可以诊断为特发性或孤立性低促性腺素性性腺功能减退症[4]。而当合并嗅觉减退或缺失时，为卡尔曼综合征[4]。

卡尔曼综合征是一种遗传性疾病，是在胚胎阶段 GnRH 神经元不能从嗅基板迁移到下丘脑中板基底部而引起嗅球或嗅束发育不全或缺失[6]。女性中，发病率约为 1/50 000[6]。该疾病与 *KAL1*（X 连锁隐性，仅发生在男性）和 *FGFR1*（常染色体显性）基因突变有关[4]。

除了嗅觉功能减退（常不被患者发觉），卡尔曼综合征其他特征性的表现包括青春期延迟和类无睾症的体质[6]。由于性激素缺乏，骺板不能闭合，导致类无睾症的体质（双臂距离－身高≥5 cm）。这种症状在女性较轻，可以有自主月经来潮[6]。另外一些临床表现为单侧肾缺如，面部中线异常，短掌骨，小脑共济失调，感音性神经性耳聋，联带运动[4]。

无卡尔曼综合征特征的特发性低促性腺素性性腺功能减退症也已被报道过[9]。遗传方式为常染色体隐性，最常见的原因为促性腺素释放激素受体基因（*GNRHR*）突变[4]。但是，许多特发性低促性腺素性性腺功能减退症的患者病因不明[4]。

遗传综合征

不同的遗传综合征表现为非孤立性先天性低促性腺素性性腺功能减退症。Prader-Willi 综合征患者表现为超重、小儿肌张力低下、智力发育迟缓、身材矮小和特殊面容[2]。青春期延迟起源于下丘脑，在一些患者中还和 15 号染色体长臂缺失有关[2]。Laurence-Moon-Biedl 综合征是一种常染色体隐性遗传病，除了导致青春期延迟，还和肥胖、多指（趾）畸形、智力发育迟缓、色素性视网膜炎有关[10]。CHARGE 综合征［眼组织残缺，心脏病，后鼻孔闭锁，生长和（或）发育迟缓，生殖道和（或）尿道畸形，耳部畸形和耳聋］是由 *CHD7* 基因发生杂合突变引起的，是与多种畸形、智力发育迟缓和特发性低促性腺素性性腺功能减退症有关的一种疾病[11]。

遗传因素引起的高促性腺素性性腺功能减退症

性腺发育不全

特纳（Turner）综合征是一种染色体病，在存活女性中的发病率为 1/2500[12]。患者染色体核型为 45，X 伴或不伴嵌合体[13]，另一些和 45，X 嵌合的染色体核型有 46，X，i（Xq）、46，XX、46，X，del（Xp）和 46，XY[13]。典型表现为身材矮小和青春期延迟[13-14]。尽管大多数 45，X 的患者由于卵巢功能减退而引起青春期延迟，但是大约 10％会有青春期发育并有自主月经来潮[13]。嵌合型患者更可能有正常的青春期[13]。45，X/46，XY 患者的表现型不同且不可预测，一些会表现为正常的女性表型，一些会出现外生殖器模糊[13]。对核型为 45，X 的患者建议用荧光原位杂交（FISH）排除细胞内 Y 染色体的存在[13]。尽管大多数 Turner 综合征患者智力正常，但是她们中 10％会有进展性精神发育迟滞[14]。此外，许多患者还有视觉-眼球运动功能障碍，注视困难，执行功能障碍，设计和解决问题功能障碍等[14]。

Turner 综合征的另外一些特点多样，包括手和脚的水肿，颈蹼，后发迹低，指甲发育不良，小下颌，特殊面容，肘外翻，第四掌骨短和硬腭高拱[15-16]。心脏畸形的发生率约为 50％，包括二叶型主动脉瓣，主动脉缩窄，主动脉根部扩张[17]。所有的患者需要经过全面的心血管评估[14]。我们需要注意到在妊娠期间或妊娠后会有主动脉离断的风险，所以应该把妊娠作为相对禁忌证[14,18]。先天性泌尿系统畸形的发生率为 30%～40%[14]。此外，Turner 综合征的患者会增加自身免疫性疾病的发病率，包括自身免疫性甲状腺疾病、乳糜泻、炎性肠病、斑秃和糖尿病[19]。

Swyer 综合征是核型为 46，XY 的性腺发育不全的特征表现，表现为女性外观和正常女性外生殖器[2]。患者条索状性腺不产生抗苗勒氏激素，因此可有苗勒氏管发育[2]。仅有 20% 患者的 *SRY* 基因发生突变[20]。患者常表现为身高正常或身材高大和青春期延迟。由于肾上腺产生雄激素，患者可有稀疏的阴毛[6,21]。

其他的遗传因素导致的高促性腺素性性腺功能减退症

先天性半乳糖血症的患者约 80% 有卵巢功能早衰，通常发生在早期[22]。脆性 X 综合征的患者也可发生卵巢功能早衰[23]。17α-羟化酶缺乏症是一种罕见的疾病，导致肾上腺皮质功能不全，高血压，性激素（雄激素和雌激素）缺乏[24]。患者核型为 46，XY，表现为女性，青春期延迟，苗勒氏管结构缺失[24]。完全性雄激素不敏感综合征患者，核型 46，XY，表现女性，有正常乳房发育，但是缺乏肾上腺功能初现和月经初潮。这种症状是由雄激素受体基因突变引起的[2]。患者 LH 水平升高，睾酮水平正常，FSH 水平正常[2]。

遗传因素引起的青春期延迟的治疗

针对引起青春期延迟的根本病因进行治疗。不管是卵巢功能衰竭还是促性腺素产生过少，遗传因素引起的女性青春期延迟通常是缺乏雌激素。用雌激素治疗的主要目标包括促使第二性征的发育、诱导青春期猛长和改善骨质构造以防止骨质丢失[2]。

一般来说，雌激素治疗的开始时间应与正常的青春期发育的时期相吻合[1]。目标是让患者乳房发育和月经来潮时间与同龄人相同[14]。需要依据患者现在的身高和骨龄情况开始治疗[2,14]。通常在骨龄 12～13 周岁时开始雌激素治疗[2]。由于 Turner 综合征患者的矮小和生长激素的使用，其雌激素的治疗时间通常比其他情况更为复杂[14]。对这些患者的治疗需要多学科合作，包括儿科内分泌医生，妇产科医生，心脏病学专家，遗传学家，行为健康专家，社会工作者[14]。

雌激素治疗一开始为小剂量，此后逐步增加剂量[2,6,14]。孕激素通常是在雌激素单一疗法 1 或 2 年后或在首次出血时加入[2,14]。最初的治疗重点应放在乳房发育和月经初潮后 1 或 2 年。雌激素可口服或经皮给药[1,14]，口服共轭雌激素，初始剂量为 0.3 mg/d[1,6]。对于 Turner 综合征的患者来说，发育的初始阶段最好是经皮给药[14]。如 17β-雌二醇贴膜，开始剂量可以为每天 6～7 μg，以后可以逐渐增加[14]。在开始雌激素治疗的 1 或 2 年后或者是首次出血时，应该添加孕激素。孕激素的用药方法一种是每月口服微粒化黄体酮和非微粒化黄体酮 10 天，另一种方法为口服避孕药[6,14]。

卡尔曼综合征和其他原因引起的青春期延迟患者身高常是正常的，而身材矮小却是 Turner 综合征的常见特征[14]。生长激素治疗已经成为增加身高的标准治疗方法，并要尽可能降低线性增长速度[14,25]。如果能在较小年龄并根据身高增长的速度选择个体化给药，患者会有比较理想的终身高[14]。如上所述，对于 Turner 综合征的患者，为了获得最佳治疗身高的方案我们建议咨询儿科内分泌医生。

治疗青春期延迟患者，另一个重要的方面是需要摘除性腺，尤其对染色体核型为 46，XY 的患者[13]。由于有发生性腺母细胞瘤和生殖细胞瘤的风险，对 Turner 综合征中嵌合体含 Y 染色质的患者、Swyer 综合征患者和有 17α-羟化酶缺乏的 46，XY 患者中，都需要摘除性腺[6,13,24]。

对于所有青春期延迟的患者建议多学科治疗以达到最佳的生长和发育。应当在适当的时机使用激素替代治疗，使用生长激素时需要评估。细胞内存在 Y 染色质时需要密切观察，因为性腺有发展为性腺母细胞瘤的风险，所以 Y 染色质存在是切除性腺的一个指征。

参考文献

1. Palmert MR, Dunkel L. Delayed puberty. N Engl J Med. 2012;366:443–53.
2. Fenichel P. Delayed puberty. Endocr Dev. 2012;22:138–59.
3. Sedlmeyer IL, Palmert MR. Delayed puberty: analysis of a large case series from an academic center. J Clin Endocrinol Metab. 2002;87:1613–20.
4. Bhagavath B, Layman LC. The genetics of hypogonadotropic hypogonadism. Semin Reprod Med. 2007;25(4):272–86.
5. Counts DR, Pescovitz OH, Barnes KM, Hench KD, Chrousos GP, Sherins RJ, Comite F, Loriaux DL, Cutler Jr GB. Dissociation of adrenarche and gonadarche in precocious puberty and in isolated hypogonadotropic hypogonadism. J Clin Endocrinol Metab. 1987;64(6):1174–8.
6. Hoffman B, Bradshaw K. Delayed puberty and amenorrhea. Semin Reprod Med. 2003;21(4):353–62.

7. Pugliese MT, Lifshitz F, Grad G, Fort P, Marks-Katz M. Fear of obesity. A cause of short stature and delayed puberty. N Engl J Med. 1983;309:513.
8. Sedlmeyer IL, Hirschhorn JN, Palmert MR. Pedigree analysis of constitutional delay of growth and maturation: determination of familial aggregation and inheritance patterns. Clin Endocrinol Metab. 2002;87:5581.
9. Winters SJ. Expanding the differential diagnosis of male hypogonadism. N Engl J Med. 1992;326:193–5.
10. Bergsma DR, Brown KS. Assessment of ophthalmologic, endocrinologic and genetic findings in the Bardet-Biedl syndrome. Birth Defects Orig Artic Ser. 1975;11(2):132–6.
11. Sanlaville D, Verlos A. Charge syndrome: an update. Eur J Hum Genet. 2007;72:112–21.
12. Stochholm K, Juul S, Juel K, Naeraa RW, Gravholt CH. Prevalence, incidence, diagnostic delay, and mortality in Turner syndrome. J Clin Endocrinol Metab. 2006;91:3897–902.
13. Zhong Q, Layman LC. Genetic considerations in the patient with Turner syndrome—45,X with or without mosaicism. Fertil Steril. 2012;98:775–9.
14. Gonzalez L, Witchel SF. The patient with Turner syndrome: puberty and medical management concerns. Fertil Steril. 2012;98:780–6.
15. Wolff DJ, van Dyke DL, Powell CM. Laboratory guideline for Turner syndrome. Genet Med. 2010;12:52–5.
16. Sybert VP, McCauley E. Turner's syndrome. N Engl J Med. 2004;351:1227–38.
17. Ho VB, Bakalov VK, Cooley M, Van PL, Hood MN, Burklow TR, Bondy CA. Circulation. 2004;110:1694–700.
18. Practice Committee of the American Society for Reproductive Medicine. Increased maternal cardiovascular mortality associated with pregnancy in women with Turner syndrome. Fertil Steril. 2012;97:282–4.
19. Lleo A, Moroni L, Caliari L, Invernizzi P. Autoimmunity and Turner's syndrome. Autoimmun Rev. 2012;11:A538–43.
20. Jager RJ, Anvret M, Hall K, Scherer G. A human XY female with a frame shift mutation in the candidate testis-determining gene SRY. Nature. 1990;348:452–4.
21. Michala L, Goswami D, Creighton SM, Conway GS. Swyer syndrome: presentation and outcomes. BJOG. 2008;115(6):737–41.
22. Sanders RD, Spencer JB, Epstein MP, Pollak SV, Vardhana PA, Lustbader JW, Fridovich-Keil JL. Biomarkers of ovarian function in girls and women with classic galactosemia. Fertil Steril. 2009;92(1):344–51.
23. Wittenberger MD, Hagerman RJ, Sherman SL, McConkie-Rosell A, Welt CK, Rebar RW, Corrigan EC, Simpson JL, Nelson LM. The FMR1 premutation and reproduction. Fertil Steril. 2007;87(3):456–65.
24. Li H, Qiao J, Guo H. 17-alpha-hydroxylase deficiency: a case report with clinical and molecular analysis. Gynecol Endocrinol. 2010;26(7):521–3.
25. Davenport ML. Approach to the patient with Turner syndrome. J Clin Endocrinol Metab. 2010;95:1487–95.

第 13 章
对性分化异常患者青春期的关注

Consideration of Pubertal Events Among Patients with Disorders of Sexual Differentiation

Roshanak Mansouri 著
宋艳宁 译 巩纯秀 审校

摘要

性发育异常（DSD）是一组不同的疾病，定义为先天性的染色体性别、性腺或解剖性别发育不典型的疾病。在宫内或生后可发现异常表现，但在新生儿期被发现的概率较大。它可由外源性激素暴露、异常性腺激素分泌或解剖发育缺陷引起。患者可能需要进行复杂的激素检查和基因检测，也需要考虑性别认定的预期。疾病的诊断和治疗最好是由专门的多学科团队来完成，包括内分泌医生、泌尿外科医生、妇产科医生、遗传学专家、精神科医生、心理学专家和社会工作者。治疗应该包括内科、外科和性心理咨询。当考虑与性分化异常有关的青春期发育时，临床医生必须同时考虑性腺是否存在，性腺的功能，终身高，性别指定，外生殖器表型和生育能力。由于性发育异常会影响下丘脑-垂体-性腺轴，所以不管是继发于激素产生不足还是产生过多，临床医生都需要经常调整围青春期期间的药物用量以达到理想的青春期效果。

R. Mansouri，M. D. (✉)
Division of Pediatric and Adolescent Gynecology，Department of Obstetrics and Gynecology，Texas Children's Hospital，6651 Main Street，Suite 1020，Houston，TX 77030，USA
e-mail：rm147907@bcm. edu

J. E. Dietrich (ed.)，*Female Puberty：A Comprehensive Guide for Clinicians*，
DOI 10. 1007/978-1-4939-0912-4 _ 13，

关键词

性别分化・性腺发育不全・雄激素不敏感综合征・5α还原酶缺乏・先天性肾上腺皮质增生症・性腺摘除・激素治疗・性别指定・青春期进展

引　言

性发育异常（disorders of sexual differentiation，DSD）是一组不同的疾病，定义为先天性的染色体性别、性腺，或解剖性别发育不典型[1]。在宫内或生后可发现异常表现，但在新生儿期被发现的概率较大。它可由外源性激素暴露、异常性腺激素分泌或解剖发育缺陷引起。患者的性别指定可能需要复杂的激素检查和基因检测。疾病的诊断和治疗最好是由专门的多学科团队来完成，包括内分泌医生、泌尿外科医生、妇产科医生、遗传学专家、精神科医生、心理学专家和社会工作者。治疗应该包括内科、外科和性心理咨询[2]。

当考虑与性分化异常有关的青春期发育时，临床医生必须同时考虑性腺是否存在，性腺的功能，终身高，性别指定，外生殖器表型和生育能力。由于性发育异常会影响下丘脑-垂体-性腺轴，所以不管是继发于激素产生不足还是产生过多，临床医生都需要经常调整围青春期期间的药物用量以达到理想的青春期效果[2]。

性发育异常的诊断

我们可在患者不同的年龄中诊断DSD，但识别DSD患者的青春期发育是难点。临床医生应根据患者的年龄和发育的不同阶段采取不同的治疗方式。最早可在胎儿期做出诊断。主要是针对有DSD家族史、胎儿期超声发现不正常的外阴发育或者是超声显示表型性别和胎儿染色体核型（通过羊膜腔穿刺或绒毛膜绒毛取样方式确定）不一致[3]。

在胎儿期未诊断出的DSD患儿可在新生儿期进行诊断。一旦发现外生殖器模糊的孩子，用尽各种检查手段（激素和基因检查，影像学检查，偶尔也可以实行外科手术方法）。综合诸多因素后才能做出正确的诊断和性别指定。这些因素包括解剖结构、在宫内的激素暴露水平、生殖生育潜能和性别认定。鉴于以上决策的复杂性，对DSD患者的治疗需要训练有素的多学科团队间合作[4]。

另外一些 DSD 患儿出生时有明确的男性或女性外阴，但是在青春期发育时出现性早熟、青春期延迟或异性（非同性）青春期发育，最终到医院就诊并进行临床评估。

DSD 患者的青春期发育

先天性肾上腺皮质增生症

先天性肾上腺皮质增生症（congenital adrenal hyperplasia，CAH）是最常见的 DSD。本病主要是由于 21-羟化酶缺乏引起，也可继发于类固醇合成途径酶类基因突变。在经典型中，酶活性丧失占 95%～100%，肾上腺不能将 17-羟孕酮转变为 11-脱氧皮质醇，过量的 17-羟孕酮转化为雄激素。酶活性丧失程度不同可出现轻度或重度的表现，伴或不伴失盐。这种情况在出生时就需要开始糖皮质激素替代治疗，使用或不使用盐皮质激素。若 CAH 患者不治疗或 CAH 的控制效果差会导致患者体内雄激素水平升高。无论患者为男孩还是女孩，缓慢升高的雄激素会导致肾上腺功能初现及中枢性性早熟[5]。

在女性，青春期前后出现雄激素逐渐升高会导致雄激素过多综合征，可引起排卵停止甚至多囊卵巢综合征（polycystic ovarian syndrome，PCOS）[6]。无论是 PCOS 还是 CAH 均可导致患者体内雄激素过多，还可以引起胰岛素抵抗，肥胖，以及因停止排卵而继发的生育功能减退。

患有 CAH 的女孩经过适当的治疗可能会有正常的青春期发育。虽然有报道称她们的平均成人身高比正常人群偏低，但接受治疗的女孩月经初潮的平均年龄会在正常年龄范围[7]。由于青春期早熟能够加速骨骺闭合，使终身高偏低，所以需要使用 GnRH 类似物，从而延迟早期中枢性性早熟。女性 CAH 患者通常由于月经不规律或雄激素过多需要在青春期后使用复合避孕剂治疗。

性腺发育不全

性腺发育不全是在胚胎形成期由于性腺不发育导致的。正常的性腺发育需要生殖细胞、生殖嵴细胞和性染色体。在性腺发育不全患者中，这些细胞不能很好地发育，从而使无功能的纤维组织代替了性腺组织，因此被称为条索状性腺[8]。

性腺发育不全可发生在46，XX和46，XY核型的患者中，也可继发于常染色体突变。在这两种情况中，不同的发育时间点会出现生殖细胞快速死亡及性腺过早退化。在完全性性腺发育不全的患者中，内生殖器和外生殖器呈女性发育，许多患者由于青春期延迟进行染色体检测而确诊。肾上腺功能初现有一小部分可能是继发于肾上腺雄激素分泌。若发现腹腔内性腺细胞中含Y染色质，此时性腺有发展成肿瘤的风险，应该摘除性腺。其中最常见的为性腺母细胞瘤，还有无性细胞瘤伴生殖细胞及胚胎性癌[8]。

完全性性腺发育不全的患者性腺无功能，可进行或不进行性腺摘除，但是对于混合性性腺发育不全的患者，性腺会有不同程度的功能。根据指定的性别的不同，可以分别使用外源性的雄激素或雌激素诱导青春期发育。外源性诱导青春期发育的启动时机需要基于身高、骨龄及下丘脑和垂体的激活（LH、FSH升高）情况。

Perrault综合征是46，XX性腺发育不全的一种变异类型，表现为性腺发育不全和耳聋。已证实多种基因突变可导致性腺发育不全[9]。

最常见的性染色体DSD是特纳（Turner）综合征（Turner syndrome，TS），该病患者缺乏完整的有功能的2条染色体，同样也可有性腺发育不全。如果在胎儿期或在出生时有TS其他特征表现，如淋巴水囊瘤、心脏病（先天缺陷），胎儿超声显示肾畸形，或者是在新生儿体检时发现有颈蹼、盾状胸、乳距增宽、发迹低、高颚弓，就可以怀疑或确诊TS。由于缺乏有功能的性腺组织，35％确诊的患者有身材矮小或青春期延迟[10]。

所有孩子青春期发育的关键是达到遗传终身高。95％的TS患者身材矮小。没有经过生长激素治疗的TS患者平均成人身高约比正常人矮20 cm。当注意到TS患者的生长速率降低时应尽快使用生长激素。最好是在儿科内分泌医生的指导下监测激素的副作用，并根据生长速率来调整剂量[10]。

用类似于治疗46，XX性腺发育不全继发的性腺功能减退的方法进行青春期治疗，如Perrault综合征和TS。虽然TS综合征的患者可能会有自发的青春期发育，尤其是嵌合型的患者。但是许多仍需要激素治疗促进乳房发育和子宫生长，以及骨骼成熟。在正常青春期发育开始时使用激素治疗。使用激素治疗前应检测LH/FSH水平，若激素水平升高则提示青春期发育中枢已经开始激活，但患者自身性激素水平无法促进其自发青春期发育。TS患者抗米勒激素和抑制素B的水平同样可以提示卵巢功能衰竭。有20％～30％的TS患者有自发的青春期发育，我们可以在临床监测其发展[10-11]。如果卵巢功能衰竭或是没有规律性月经，可开始进行激素治疗。对于有自发性青春期发育的 TS 患者来说，目前很难预测卵巢功能正常的持续时间[12]。

青春期前，开始雌激素补充治疗的准确时间仍存有争议。目前担心的是过早添加雌激素或青春发育早期使用剂量过高导致骺板过早闭合，同理，性早熟也会引起身材矮小[13]。但是研究表明在骺板闭合前，早期加入少剂量的雌激素能够增加生长速率，从而模拟正常青春期发育进程[14]。这时，第二性征发育也有助于社会心理发育和成熟[15-16]。

当患者决定使用激素治疗时，必须要考虑最佳剂量和开始治疗时间。一般的原则是单一使用低剂量雌激素治疗，逐渐增加剂量。在治疗期间需要监测乳房的发育和大小。雌激素治疗要持续到月经来潮或者是 1～2 年，尤其是子宫达到成人大小时。

任何一种雌激素的使用方法（口服、经皮注射或静脉注射）都可以促进青春期发育。一项研究表明，经皮注射的给药方式下，循环雌酚酮、雌二醇和雌激素类似物浓度比口服微粉化雌二醇（通过肝的首过代谢作用而升高循环中的雌激素浓度）更接近正常青春发育期女孩水平[17]。但是患者认为一天一次口服药更简单、便捷，因此更倾向于口服用药诱导青春期发育。

一旦单用雌激素获得青春期发育，则使用药物治疗后 1～2 年或有子宫出血时，则需要添加孕酮。这时，因口服避孕药方便，有些患者更倾向于接受此种治疗方法。混合性激素贴剂或联合激素的阴道环制剂也是有效的。有些患者更愿意继续使用原有的治疗方式，如经皮或口服雌二醇，再周期性地添加孕酮。

对于 TS 的患者来说，她们担心补充雌激素有增加血栓的风险。虽然已证实绝经的妇女使用雌激素有增加血栓的风险，但是在 TS 患者中尚无充分的证据，因此需要做进一步研究[18]。

除了单纯性性腺发育不全，还有混合性性腺发育不全，这种情况通常一侧为不同程度功能的睾丸，另一侧为条索状性腺。外生殖器男性化程度不同。内生殖器发育也不相同，有睾丸侧通常发育成 Wolffian 管结构，而条索状性腺发育成苗勒氏管结构。染色体常为 45，X/46，XY 嵌合或是 46，XY。对于多数患者来说，由于有 Y 染色质，腹腔内有发育不良的性腺，可能需要摘除一侧或双侧的性腺。结合青春期发育时间及指定的性别，给予一定量的激素替代治疗会有正常的青春期发育[19-20]。

雄激素不敏感综合征

雄激素不敏感综合征包括一系列症状，是由于雄激素受体基因突变或缺失而引起激素功能减退或完全丧失。完全性雄激素不敏感综合征（CAIS）中，靶组织对雄激素无反应，但是睾丸可产生正常水平的雄激素。患者表现型为女性，但是核型为46，XY，睾丸激素有活性。由于睾丸可产生抗米勒激素，所以患者没有子宫和输卵管结构，有阴道盲端[21]。

因为有发生肿瘤的风险，许多CAIS患者会在婴幼儿期就需要摘除性腺，而有些会在青春期发育时摘除[2]。如果在青春期前摘除性腺，必须使用激素替代治疗，这既可以启动青春期，纠正第二性征，达到最佳终身高，也能保护骨密度与正常社会心理和性心理的发育。与性腺功能减退治疗相同，无论是口服、经皮注射、静脉注射雌激素，这些方式都是试图模仿正常激素分泌和青春期自主发育的时间。几乎没有研究关注雌激素代谢对CAIS的副作用。但是可以从其他人群中推断出，患者一般发生血栓的风险很低，治疗时期应从青春期开始到绝经的平均年龄为止，以防止卵巢功能早衰的其他并发症。如今，虽然在Turner综合征患者和围绝经期妇女中，经皮注射雌激素已进行大量的研究，但是对CAIS患者来说并没有最佳的生育方法[22]。因为CAIS患者没有子宫，所以目前还没有证据证明她们反复使用孕酮的必要性。然而，与其他性腺功能减退的患者相同，她们多采用多种用药方式，如在第二性征发育完全后口服避孕药来简化激素代谢过程。

如果CAIS的患者没有摘除性腺，会有自发的青春期发育。增加的睾酮水平会使雄激素在外周转化为雌激素而促进女性青春期发育。青春发育期启动的时间大约和正常女孩相同且青春增长速度和正常女性相似，但是终身高在该年龄男性预期值和女性预期值之间[23]。对骨密度和身高比例的研究显示：性腺发育不全的身高比例、骨成熟度和成人身高和正常男性的发育更为相似。有一种理论认为，在性腺未切除的患者中补充雌激素，更可能会趋向于女性青春发育[22]。

部分性雄激素不敏感综合征（partial androgen insensitivity syndrom，PAIS）包含了雄激素受体功能减退的患者。像CAIS一样，所有的患者有正常功能的睾丸，但是在出生时外生殖器表现从轻微的女性男性化到轻微的男性化不足。尤其当外生殖器模糊时，需要专业的多学科团队评估来确定诊断、外科重建的可能性、预期的性别指定、最终性别认定和生育能力。在这些人群中，考虑到隐睾有恶变的风险，通常也建议摘除[24]。

一旦指定了性别，必须根据指定的性别使用激素替代治疗以促进青春发育。许多PAIS患者会接受男性性别。如果为了青春期发育而保留已下降的睾丸在原位，则青春期可自然进展或需要某些手段进行强化。如果双侧性腺摘除，应在正常的青春发育时间开始使用睾酮，缓慢增加其剂量以模拟青春期发育的进程。一些回顾性的证据表明，对于 PAIS 的患者，超生理剂量的睾酮对其第二性征发育有益，但这个判断尚未进行前瞻性研究证实，也没有对包括身体成分等其他因素或风险进行研究[25]。

对于指定性别为女性的患者，通常在青春期前摘除性腺，在正常青春期发育年龄给予雌激素治疗。AIS 患者很少有苗勒氏管残留结构[26]，这些残留的组织可以在性腺切除时被清除。但是苗勒氏管残留可能存在于子宫内膜，应监测患者的阴道出血或腹部疼痛情况，这可能是由流出道梗阻和残腔膨胀使子宫内膜的功能激活所致。

5α 还原酶缺乏

5α 还原酶缺乏是一种常染色体隐性遗传病，酶的缺乏使睾酮不能转化为双氢睾酮（DHT），而后者能够使外生殖器男性化。因此，患者核型为 46，XY，出生时外生殖器模糊或为女性外生殖器表型。睾丸功能正常并且能分泌苗勒氏管抑制因子，所以患者没有子宫和输卵管结构。因为患者可以有多种表现型，所以很难做出诊断[27]。如果出现男性化表现，容易和雄激素不敏感综合征相混淆。如果外生殖器更多表现为女性(例如，单纯性轻度阴蒂肥大)，在新生儿期可能会漏诊。如果青春期前无诊断，在青春期会表现出男性化的特征，这在出生时为女性的患者中很难诊断。因为会有明显的男性化特征，最近建议其考虑男性性别[1]。

像其他 46，XY DSD 的患者一样，有时性腺组织可能在腹部。尽管恶变的证据不充分，患者也应该考虑恶变的风险和其他的未知因素。所以许多患者选择了切除性腺。在性腺功能减退的患者中，青春发育期根据其指定的性别需要激素替代治疗，如前所述。对于男性雄性化不足的患者，青春期前使用 DHT 能够很好地促进阴茎增长[28]，但是这种对青春期的用药研究证据尚不足[29]。

卵睾型 DSD

卵睾型 DSD 是指在患者体内既有卵巢组织又有睾丸组织。患者的性腺表现为卵睾，即在同一侧性腺中既有卵巢组织又有睾丸组织，或者一侧性腺为卵巢而另一侧为睾丸。对于怀疑有卵睾的患者，有多方法可以确诊，包括人绝经期促性腺素（hMG）检测，超声检查，或者是刺激 FSH 以评价卵泡功能。由于有恶变的风险，腹腔内的肿瘤需要摘除，性别指定后仍然有摘除性腺的必要，青春发育期需要激素替代治疗，医生需要通过咨询多学科来为患者量身制订方案[30]。

性腺摘除及青春期激素替代治疗

一般来说，对于 DSD 的患者来说，性腺摘除一方面可以预防癌变，另一方面能够预防以后男性化的风险[2]。DSD 的患者性腺有恶变的可能，对恶变的参数评估、危险因素、基因突变已进行了大量的研究。腹腔性腺发育不全和 Y 染色质存在时恶变风险最高，据报道恶变率在 15%～50%。其他一些分为中间型（有 *SRY* 基因的 Turner 综合征，17β-HSD，性腺发育不全或睾丸在阴囊内的 PAIS）和低风险型（CAIS，卵睾型 DSD，无 *SRY* 基因的 Turner 综合征）。5α 还原酶缺乏和睾丸间质细胞发育不全的患者发生肿瘤的证据尚不足[31]。

对于腹腔内性腺有 Y 染色质存在的性腺发育不全的患者，性腺切除的最佳时机是儿童期（或诊断时）[2,20,32]。但是在低风险的人群中，许多患者也推迟切除性腺。随着年龄的增长，肿瘤的风险增加，但是 CAIS 患者在 25 岁时肿瘤风险约为 3.6%。保留一侧性腺对某些患者青春期的自然发育有益，并且可让患者自己参与决策，因此 PAIS 患者会在青春发育前都对性腺组织予以保留[2]。

青春期发育对外生殖器的影响

对于出生时外生殖器模糊的 DSD 患者，许多会在婴儿期或儿童早期接受生殖器成形术而成为女性或男性。但做这些手术前必须达成的一个共识是：随着时间发展，激素会改变生殖器的外观，患者可能需要医生修复手术瘢痕和处理狭窄。

对于出现男性化的患者，如肾上腺皮质增生症患者，出生时可能会有生殖器男性化，可行阴蒂成形和阴道成形术。在青春期，要评估有无明显的月经流出通道，而后为了有正常的性功能而扩张阴道。同时，如果病情控制不好并且雄激素持续升高，需要进一步修复肥大的阴蒂。

对于那些性别指定为男性的 DSD 患者，有时会出现子宫或子宫残余组织。摘除这些组织时必须慎重考虑；尽管恶变的风险低，但是在雌激素或雄激素的刺激下，有经血阻塞的可能，最终会引起疼痛。这种风险及未来的治疗方案需要和外科子宫切除术的施行相权衡再决策[33]。

如上所述，切除性腺的患者必须要用激素替代治疗以维持正常的青春期发育。有效的治疗方法在青春期发育时对生殖器组织会产生影响。临床医生需要对生殖器、男性化程度及性别指定做出评估以确定最佳的治疗方案。

结　论

性发育异常是一系列复杂的疾病，可以引起外生殖器及性腺发育异常。因此，对这些患者进行诊断、治疗及性别指定时，需要综合考虑其未来的青春期发育。对这一组异质性疾病，虽然有统一的治疗原则，但是通常在患者青春发育期采用个体化治疗。

参考文献

1. Lee PA, Houk CP, Ahmed SF, et al. Consensus statement on management of intersex disorders. International Consensus Conference on Intersex. Pediatrics. 2006;118:e488–500.
2. Allen L. Disorders of sexual development. Obstet Gynecol Clin North Am. 2009;36:25–45.
3. Chitty LS, Chatelain P, Wolffenbuttel KP, et al. Prenatal management of disorders of sex development. J Pediatr Urol. 2012;8(6):576–84.
4. Douglas G, Axelrad ME, Brandt ML, et al. Consensus in guidelines for evaluation of DSD by the Texas Children's Hospital Multidisciplinary Gender Medicine Team. Int J Pediatr Endocrinol. 2010;2010:919707.
5. Speiser PW, White PC. Congenital adrenal hyperplasia. N Engl J Med. 2003;349(8):776–88.
6. Nader S. Hyperandrogenism during puberty in the development of polycystic ovary syndrome. Fertil Steril. 2013;100(1):39–42.
7. Klingensmith GJ, Garcia SC, Jones HW, et al. Glucocorticoid treatment of girls with congenital adrenal hyperplasia: effects on height, sexual maturation, and fertility. J Pediatr. 1977;90(6):996–1004.
8. Speroff L, Fritz MA, editors. Clinical gynecologic endocrinology and infertility. 8th ed. Philadelphia: Williams & Wilkins; 2010.
9. Armeen KH, Pinninti R. A rare cause for primary amenorrhea. J Hum Reprod Sci. 2012;5(2):218–20.
10. Gonzalez L, Witchel SF. The patient with Turner syndrome: puberty and medical management concerns. Fertil Steril. 2012;98(4):780–6.
11. Hagen CP, Aksglaede L, Sorensen K, et al. Serum levels of anti-mullerian hormone as a marker of ovarian function in 926 healthy females from birth to adulthood and in 172 Turner syndrome patients. J Clin Endocrinol Metab. 2010;95:5003–10.
12. Pasquino AM, Passeri F, Pucarelli I, et al. Spontaneous pubertal development in Turner's syndrome. Italian Study Group for Turner's syndrome. J Clin Endocrinol Metab. 1997;82(6):1810–3.
13. Kiess W, Conway G, Ritzen M, et al. Induction of puberty in the hypogonadal girl. Practices and attitudes of pediatric endocrinologists in Europe. Horm Res. 2002;57:66–71.
14. Rosenfield RL, Devine N, Hunold JJ, et al. Salutary effects of combining early very low-dose systemic estradiol with growth hormone therapy in girls with Turner syndrome. J Clin Endocrinol Metab. 2005;90:6424–30.
15. Bannink EM, Raat H, Mulder PG, et al. Quality of life after growth hormone and induced

puberty in women with Turner syndrome. J Pediatr. 2006;148(1):95–101.
16. Pinsker JE. Clinical review: Turner syndrome: updating the paradigm of clinical care. J Clin Endocrinol Metab. 2012;97(6):E994–1003.
17. Taboada M, Santen R, Lima J, et al. Pharmacokinetics and pharmacodynamics of oral and transdermal 17B estradiol in girls with Turner syndrome. J Clin Endocrinol Metab. 2011;96:3502–10.
18. Ureten K, Ozturk MA, Bostanci A. Atraumatic osteonecrosis after estrogen replacement therapy associated with low protein S level in a patient with Turner syndrome. Clin Appl Thromb Hemost. 2010;16(5):599–601.
19. Berkovitz GD, Fechner PY, Zacur HW, et al. Clinical and pathologic spectrum of 46,XY gonadal dysgenesis. Medicine (Baltimore). 1991;70(6):375–83.
20. Emans SJ, Laufer MR, Goldstein DP, editors. Pediatric and adolescent gynecology. 5th ed. Philadelphia: Williams & Wilkins; 2005.
21. Nichols JL, Bieber EJ, Gell JS. Case of sisters with complete androgen insensitivity syndrome and discordant Müllerian remnants. Fertil Steril. 2009;91:932.e15–8.
22. Bertelloni S, Dati E, Baroncelli GI, Hiort O. Hormonal management of complete androgen insensitivity syndrome from adolescence onward. Horm Res Paediatr. 2011;76:428–33.
23. Zachmann M, Prader A, Sobel EH, et al. Pubertal growth in patients with androgen insensitivity: indirect evidence for the importance of estrogens in pubertal growth of girls. J Pediatr. 1986; 108:694–7.
24. Hughes IA, Deeb A. Androgen resistance. Best Pract Res Clin Endocrinol Metab. 2006;20(4):577–98.
25. Grino PB, Isidro-Gutierrez RF, Griffin JE, et al. Androgen resistance associated with a qualitative abnormality of the androgen receptor and responsive to high dose androgen therapy. J Clin Endocrinol Metab. 1989;68:578–84.
26. Grob F, Varela M, Domingo Arce J, et al. Complete androgen insensitivity syndrome with persistent müllerian remnants. A case report. Endocrinol Nutr. 2013;60(4):216–8.
27. Maimoun L, Philibert P, Cammas B, et al. Phenotypical, biological, and molecular heterogeneity of 5α-reductase deficiency: an extensive international experience of 55 patients. J Clin Endocrinol Metab. 2011;96(2):296–307.
28. Odame I, Donaldson MD, Wallace AM, et al. Early diagnosis and management of 5α-reductase deficiency. Arch Dis Child. 1992;67:720–3.
29. Bertelloni S, Dati E, Baroncelli GI. Disorders of sex development: hormonal management in adolescence. Gynecol Endocrinol. 2008;24(6):339–46.
30. French S, Rodriguez L, Schlesinger A, et al. FSH injections and ultrasonography determine presence of ovarian components in the evaluation of ovotesticular disorders of sex development. Int J Pediatr Endocrinol. 2009;2009:507964.
31. Manuel M, Katayama PK, Jones HW. The age of occurrence of gonadal tumors in intersex patients with a Y chromosome. Am J Obstet Gynecol. 1976;124(3):293–300.
32. Looijenga LH, Hersmus R, Oosterhuis JW, et al. Tumor risk in disorders of sex development (DSD). Best Pract Res Clin Endocrinol Metab. 2007;21:480–95.
33. Ahdoot M, Qadan M, Santa-Maria M, et al. Indirect inguinal hernia with uterine tissue in a male: a case of persistent Mullerian duct syndrome and literature review. Can Urol Assoc J. 2013;7(1–2):E121–4.

第 14 章 智力障碍/肢体残障者的青春期发育异常

Puberty in Developmentally Delayed or Physically Challenged Patients

Jennifer Bercaw-Pratt 著
宋艳宁 译 巩纯秀 审校

摘要

青春期是一个生理和心理都发生重大改变的时期。对青春期的患者，我们需要对她们针对性教育、避免性虐待、避孕和防护性传播疾病方面的需求给予特殊的关爱。智力障碍/肢体残障（智体发育障碍）的患者和正常女性一样需要生殖保健，同时应针对基础疾病采取特殊防护。

关键词

青春期 · 发育迟缓 · 认知障碍 · 肢体残障

引 言

1990 年美国残障者法案将残障定义为：残障是指身体或精神障碍，

J. Bercaw-Pratt，M. D. (✉)
Department of Obstetrics and Gynecology，Baylor College of Medicine，
6651 Main Street，Suite F1050，Houston，TX 77030，USA
e-mail：jbercaw@bcm.edu

J. E. Dietrich (ed.)，*Female Puberty：A Comprehensive Guide for Clinicians*，
DOI 10.1007/978-1-4939-0912-4_14，

导致一种或者多种主要的日常活动实质性受限。2010 年美国人中大约有 18.7%是残障者[1]，其中 15 岁以下的儿童约占 8.4%[1]。残疾女性和正常女性一样需要生殖保健，同时应针对基础疾病采取特殊防护。

智力障碍女性的青春期

对所有女性而言，青春期是一个生理和心理都发生改变的时期。这些改变有身高猛长、第二性征发育、神经内分泌系统改变、月经初潮、骨骼大小和骨质成分改变。这些变化对所有女性都具有挑战性，尤其是那些智力障碍的女性，可对其造成许多困难。此外，父母和监护人对患者的关爱需要从孩子式过渡到年轻女性式。

通常，智力障碍的女性和正常女性一样，青春期的时间和节奏都相同。然而，根据智力障碍发生的原因不同，会增加性早熟或青春期发育延迟的危险。有许多常见的原因可引起智力障碍女性青春期发育异常（表 14-1）。当患儿出现其中一种情况时，监护人应该高度怀疑患儿青春期异常并且应该密切监测患儿的身高、体重和青春期发育情况。和正常女性一样，若智力障碍的患儿 13 岁时无青春期发育或者 15 岁时有其他青春期发育特征而无月经初潮时，应该诊断为青春期发育延迟。

表 14-1　引起智力障碍的女性青春期发育异常的原因

青春期早熟的原因	青春期延迟的原因
脑结构异常	营养不良
脑肿瘤	脑结构异常
中枢神经系统（CNS）感染（如脑炎）	遗传综合征（如 21 三体综合征、脆性 X 综合征 Prader-Willi 综合征）
脑放射史	脑肿瘤 复方药（如抗癫痫药，抗精神病药）
脑外伤史	半乳糖血症
	脑放射史
	脑肿瘤史

教育智力障碍患者的父母关注患儿青春期发育

智力障碍患者的父母应该使他们的女儿明白身体改变是青春期发育的一个过程。教育过程中讨论的深度应该尽量和患者的理解水平相符合。

讨论的第一步是确保父母知道正常的青春期时间和节奏。一旦月经周期开始，父母应该了解月经初潮后的前几年正常的月经周期形成是怎样的。父母常常需要关注月经时卫生，确保患者可以自己上厕所并且能够管理好月经时的卫生[2]。尽管没有关于这方面具体的研究，但是经验丰富的专业治疗人士能够教患者学习清洗的方法和月经期的一些卫生知识。

当患者第二性征开始发育时，父母和监护人对其进行性教育是十分必要的。父母应尽量以一种易于理解的方式进行主动教育。性教育应该包括复述身体各部分的名称，教育如何稳重，理解适当触摸与不适当触摸之间的差异，讲解如何怀孕、避孕和相关性传播疾病的知识[2]。

当孩子处在青春期时，智力障碍患者的父母经常会关心性虐待现象。不幸的是，智力障碍的孩子受到性侵犯的危险性增加，发生率为25%～83%[2]。更不幸的现实是犯罪者往往为受害者所熟知的人[2]。智力障碍的孩子用于保护自己的一个有用的策略是“不-逃-诉”。该策略已在表 14-2[3] 中叙述。性虐待可导致意外怀孕，也可导致性传播疾病的感染如人乳头状瘤病毒。父母和监护人应高度警惕患者行为改变和性虐待的身体表现，以降低危险性（表 14-3）。必要时，父母可以对患者实行避孕和对人乳头状瘤病毒的免疫防护，以此来预防性虐待并发症[2]。

表 14-2　不-逃-诉模式

不	应该教会孩子对于有害的触碰说“不”，孩子应该练习大声并且清晰地说“不”
逃	孩子应该寻找逃跑的路径和（或）大声呼救以引起别人的注意
诉	当遇到有害的触碰时，孩子应该向多个其所信赖的人倾诉。孩子应该保持倾诉直到有人听进去并采取行动

Data from Schwier K，Hingsburger D. Sexuality：your sons and daughters with intellectual disabilities. Maryland：Brookes Publishing Co；2000

表 14-3　性虐待的迹象和症状

行为指征	身体指征
举止发生很大改变比如侵袭性行为	行走或坐立困难
社交退缩	内裤被撕扯开或带血
入睡困难	生殖器或肛门外伤
对特定人群或场景的突然回避	生殖器或肛门瘙痒，或疼痛
回避触摸	不间断的，不明原因的医学问题，比如胃疼或头痛
对性行为有新的或详细的了解	

Data from Reproductive health care for adolescents with disabilities：supplement to guidelines for adolescent health care. Second edition. Washington DC：The American College of Obstetricians and Gynecologists；2012

智力障碍的患者在青春期就诊的挑战

智力障碍的女性在就诊时面临很多挑战，其中一个因素是她们不能参与疾病讨论。有时，当给孩子用图像化的方式或者简单的、基本的、直白的语言表达时，这些困难将会克服[2]。患儿智力障碍的程度最终决定了其参与的程度。对智力障碍的女性患儿进行体格检查也具有挑战性。合适的问诊对于使患儿进行舒适的体格检查很有必要。在患儿害怕或者出现身体抵触的情况下，绝不能进行妇科检查。如果在检查过程中患儿不能忍受生殖器检查，或者变得具有攻击性，医生应该考虑可在麻醉下进行检查[2]。

智力障碍女性青春期异常的治疗

对于智力障碍患儿的青春期早熟或延迟的治疗与正常儿童相同。对于这些孩子，治疗青春期发育异常的目标是达到遗传终身高和获得正常第二性征发育。然而，这些患儿因为有其他的合并症会限制治疗方案的选择。医疗服务者应该组成多学科团队，以确保在考虑不同医疗方案的利害关系时能协调医疗处理。

对于严重智力障碍患儿，大家比较关注的领域是生长衰减。2006年一个病例研究中，描述了“艾希礼（Ashley)”治疗的内容，它是指预防性子宫切除术后辅以大剂量的雌激素导致了患儿生长衰减[4]。因为目前没有针对这一治疗方法的研究，这个病例引起了全国医疗界的关注和伦理讨论。尽管“艾希礼”治疗[4]是一种慎重的治疗方法但仍可引起生长衰减，但是从临床经验来看，许多严重智力障碍患儿的父母可能会选择不干预青春期性早熟而使青春期早熟继续发展，从而间接地导致生长衰减。同样，青春期发育迟缓患儿的父母会拒绝为其治疗而阻止了患儿第二性征发育和月经来潮。医生须告知患儿父母，若青春期延迟不治疗会引起低雌激素状态可导致骨密度降低[5]。通常，青春期发育迟缓的患儿应该使用激素替代治疗以最大化地保证骨质正常[5]。

肢体残障女性的青春期发育

一般情况下肢体残障女性青春期异常的危险性没有增加。尽管卫生管理方面的困难会增加，但是她们应该以一种类似正常人的方式被监测身高、体重和青春期发育。罕见的病例中，有患儿出生时就出现肢体移动困难及泄殖腔缺陷者，应该评估苗勒氏管激素是否异常[6]。

肢体残障女性在青春期就诊的挑战

肢体残障女性在青春期就诊时可能比正常年轻女性需要医生做更多的准备。就诊前，需要为其就诊额外留出的时间。而且应在最近的检查室及足够多的工作人员存在的情况下对患者进行查体。初诊时，医生应该询问父母或患者的检查偏好。如果有可能的话，可以以一种安全的方式移至桌旁检查。可供选择的检查空间也应该充分利用。应当检查皮肤是否因压力或辅助器械而产生溃疡。

对青春期进行评估时，骨盆检查和肛诊不作为常规检查。然而，如果有必要进行任一检查时，必须保护脊柱畸形的患儿，因为可能存在下丘脑交感神经-脊髓反射控制的缺失而导致过强的交感神经反射[2]。出现严重高血压和心动过缓是突发事件。这可能是年轻女性在第一次骨盆检查或肛诊时可出现的情况，医生应密切关注患者是否出现反射亢进的症状。典型的特征包括出汗、立毛、恶心和鼻塞。如果出现这些症状，应该立即停止检查，并将患者头部抬高，密切监测血压，给予减轻症状的措施。

肢体残障女性青春期异常的治疗

生理缺陷患者可能处于瘫痪状态。用雌激素治疗青春期延迟可能会增加血栓发生的风险[7]。针对人群中使用雌激素引起静脉内血栓形成的风险的研究很少。临床医生在给予雌激素之前应该了解详尽的家族史，以评估是否存在高凝状态。医生应该鼓励患者使用雌激素治疗，并且对能够参加活动的患者进行肢体训练。最后，医生应该仔细权衡治疗的利害关系，做到个体化治疗[7]。

总　结

青春期是一个生理和心理都发生重大改变的时期。对青春期的患者我们需要针对其性教育、避免性虐待、避孕和防护性传播疾病方面的需求给予特殊的关爱。智力障碍和肢体残疾的患者和正常女性一样需要生殖保健，同时应针对基础疾病采取特殊防护。

参考文献

1. Brault M. Americans with disabilities: 2010 current population reports. Washington, DC: US Department of Commerce; 2012. p. 70–131.
2. Reproductive health care for adolescents with disabilities: supplement to guidelines for adolescent health care. 2nd ed. Washington, DC: The American College of Obstetricians and Gynecologists; 2012.
3. Schwier K, Hingsburger D. Sexuality: your sons and daughters with intellectual disabilities. Maryland: Brookes Publishing Co.; 2000.
4. Gunther D, Diekema D. Attenuating growth in children with profound developmental disability: a new approach to an old dilemma. Arch Pediatr Adolesc Med. 2006;160(10):1013–7.
5. Silveira LF, Latronico AC. Approach to the patient with hypogonadotropic hypogonadism. J Clin Endocrinol Metab. 2013;98(5):1781–8.
6. Levitt M, Stein D, Pena A. Gynecologic concerns in the treatment of teenagers with cloaca. J Pediatr Surg. 1998;33(2):188–93.
7. Rott H. Thrombotic risks of oral contraceptives. Curr Opin Obstet Gynecol. 2012;24(4):235–40.

索引词表

Y

Z

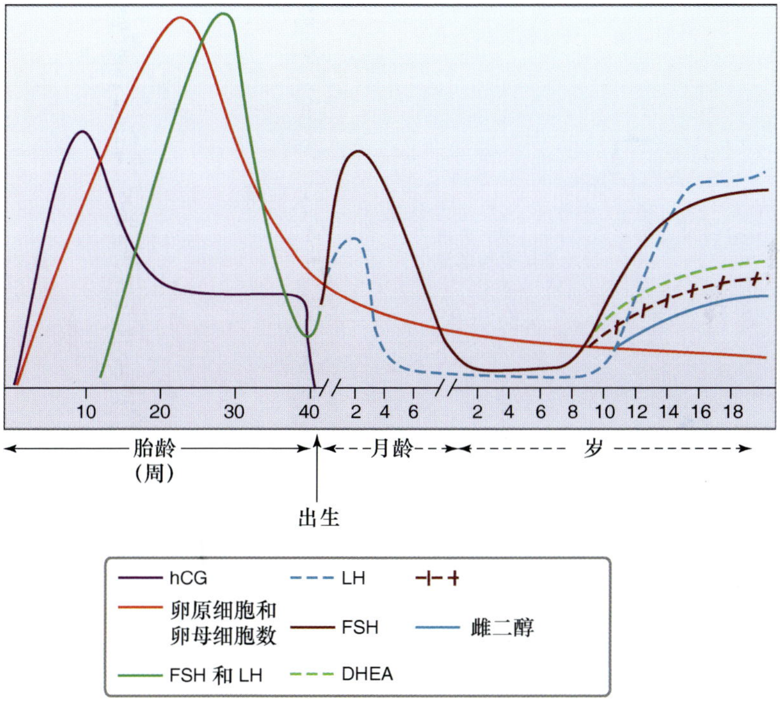
10
20
30
40
2
4
6
2
4
6
8
10
12
14
16
18
胎龄
(周)
月龄
岁
出生
hCG
LH
卵原细胞和
卵母细胞数
FSH
雌二醇
FSH 和 LH
DHEA

图 2-2

Tanner 1期	青春期前期	只有乳头的突出	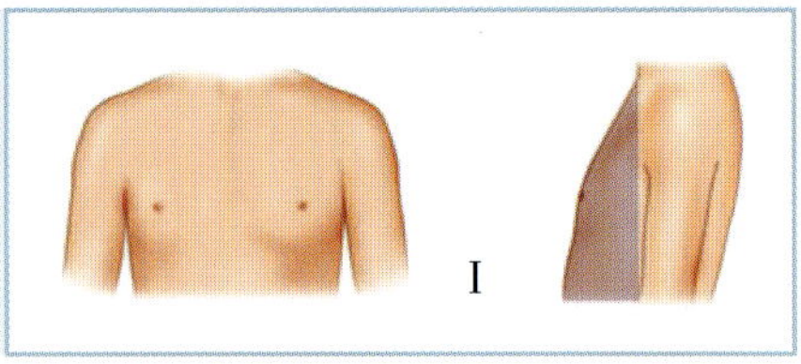
Tanner 2期	乳芽	乳晕出现，乳房及乳头突出明显	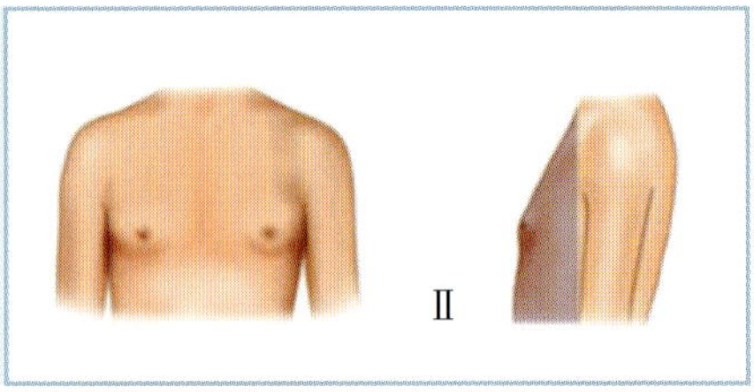
Tanner 3期		乳房和乳晕进一步扩大，两者没有明显分界	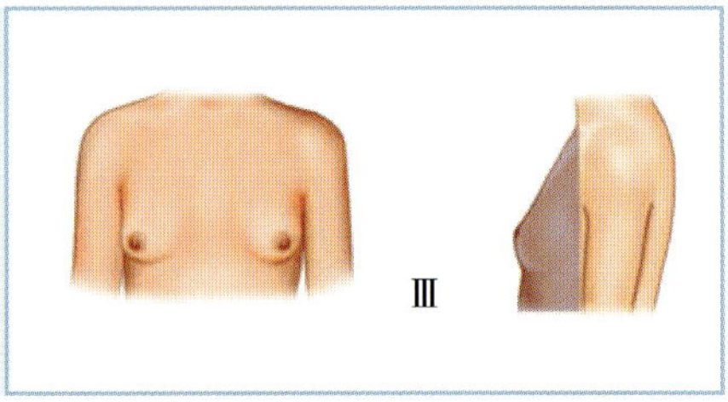
Tanner 4期		乳头及乳晕突出，并形成小山包，乳房继续增大	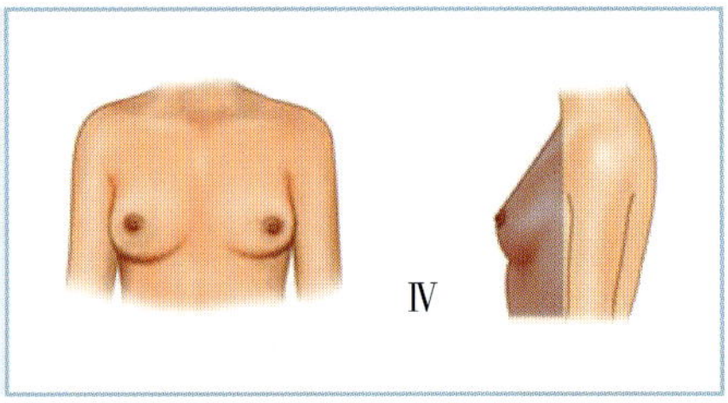
Tanner 5期	成人乳房	仅有乳头突出，乳晕融合在乳房的轮廓中	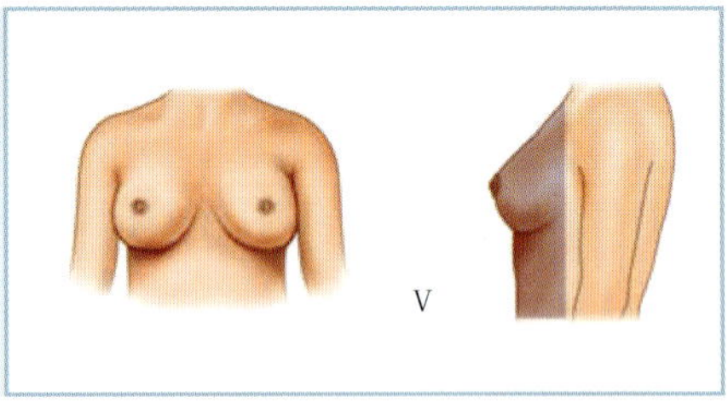

图 2-5

Tanner 1期	青春期前期	阴阜上的毫毛和腹前壁上没有区别，无阴毛生长	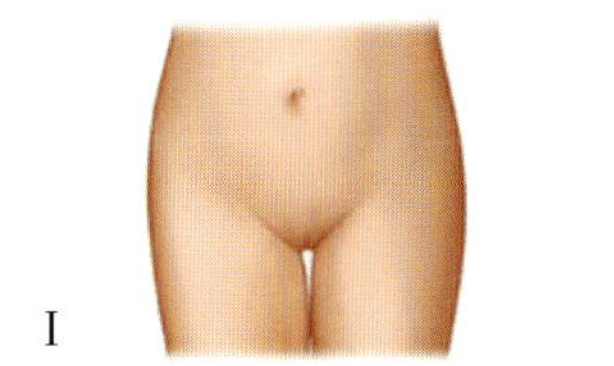
Tanner 2期		少量阴毛生长，毛发稀疏，几无卷曲，色浅	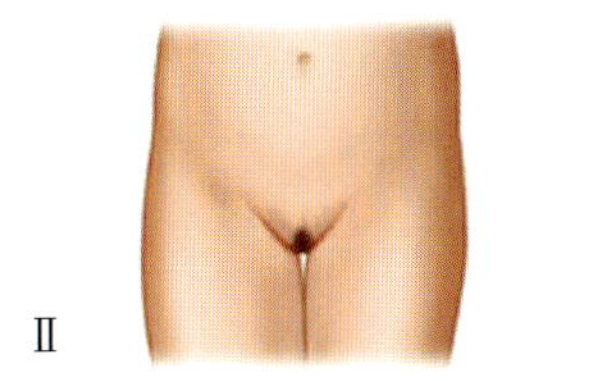
Tanner 3期		毛发颜色加深、增粗，向阴唇生长	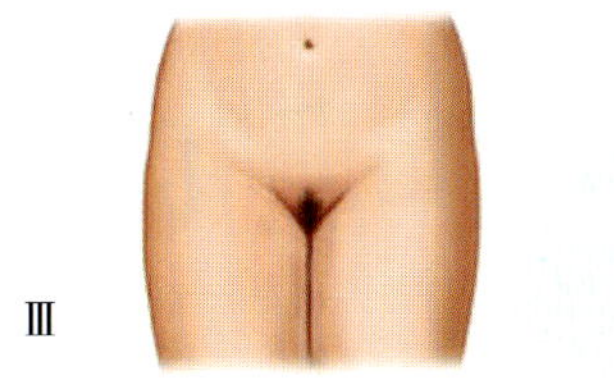
Tanner 4期		初具成人阴毛生长雏形，遍布阴阜，但未达大腿内侧	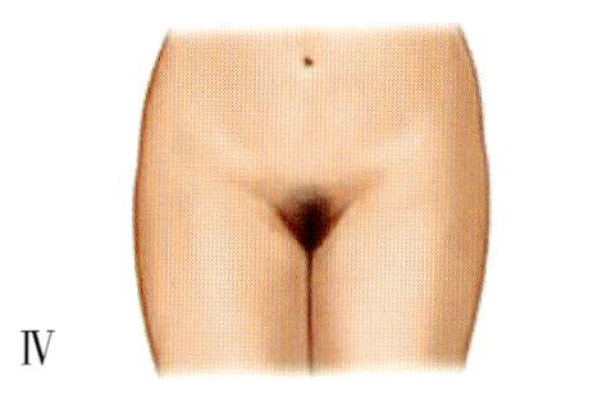
Tanner 5期	阴毛分布呈成人类型	达典型成年女性阴毛分布形状	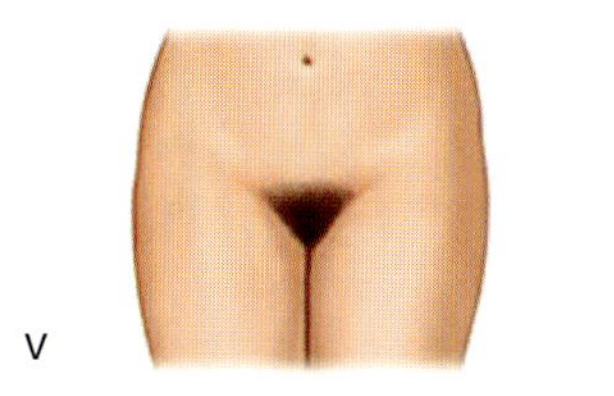

图 2-6

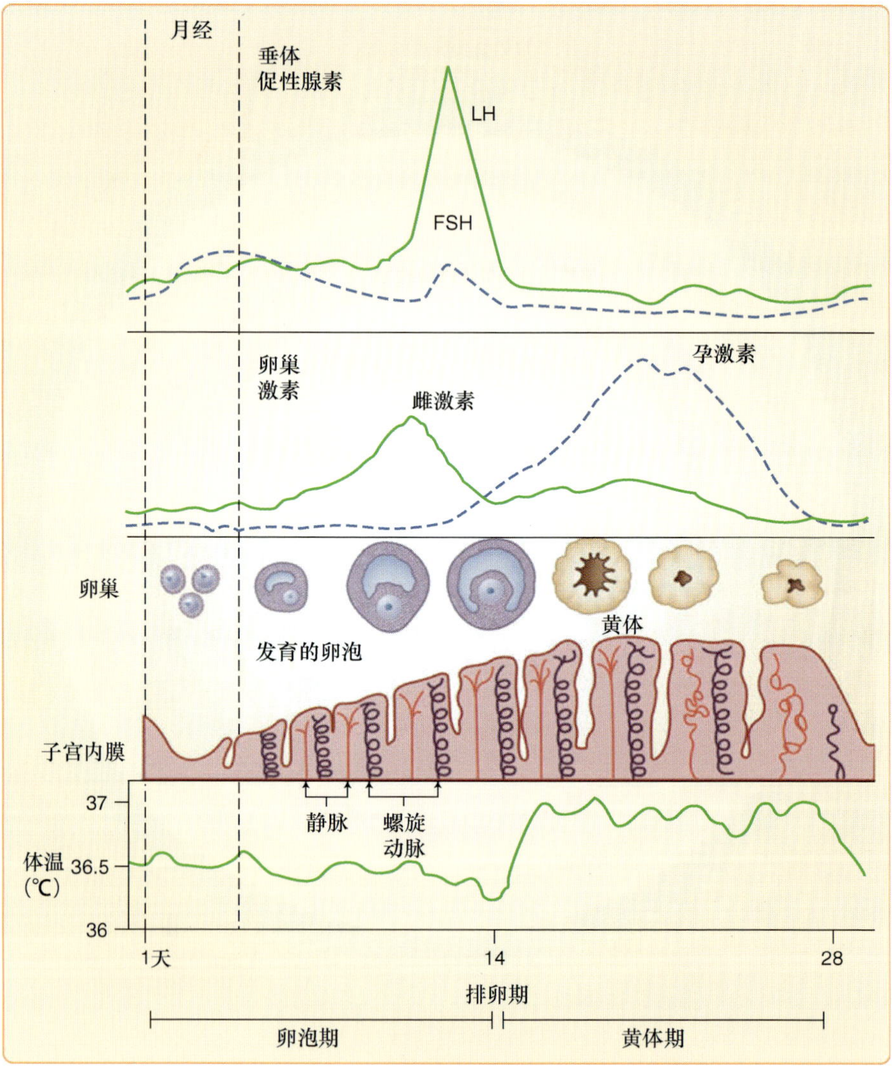
月经
垂体
促性腺素
LH
FSH
卵巢
激素
雌激素
孕激素
卵巢
发育的卵泡
黄体
子宫内膜
静脉
螺旋
动脉
体温
(℃)
37
36.5
36
1天
14
28
排卵期
卵泡期
黄体期

图 2-7

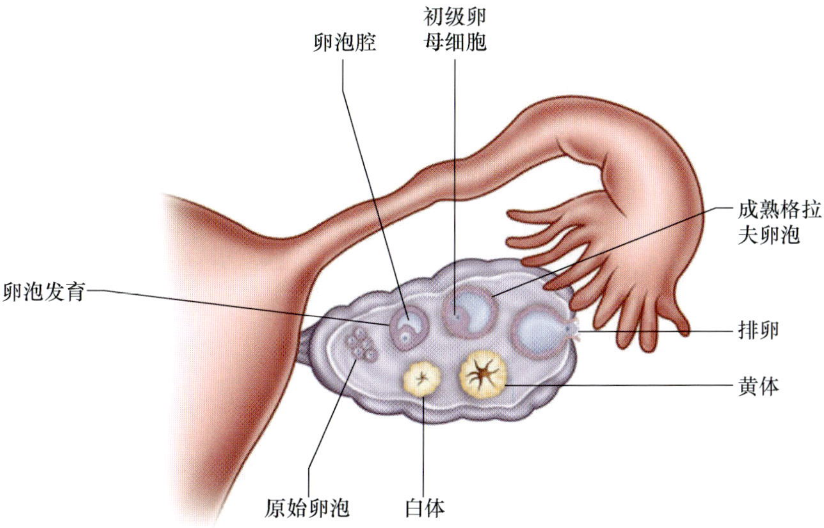

图 4-2

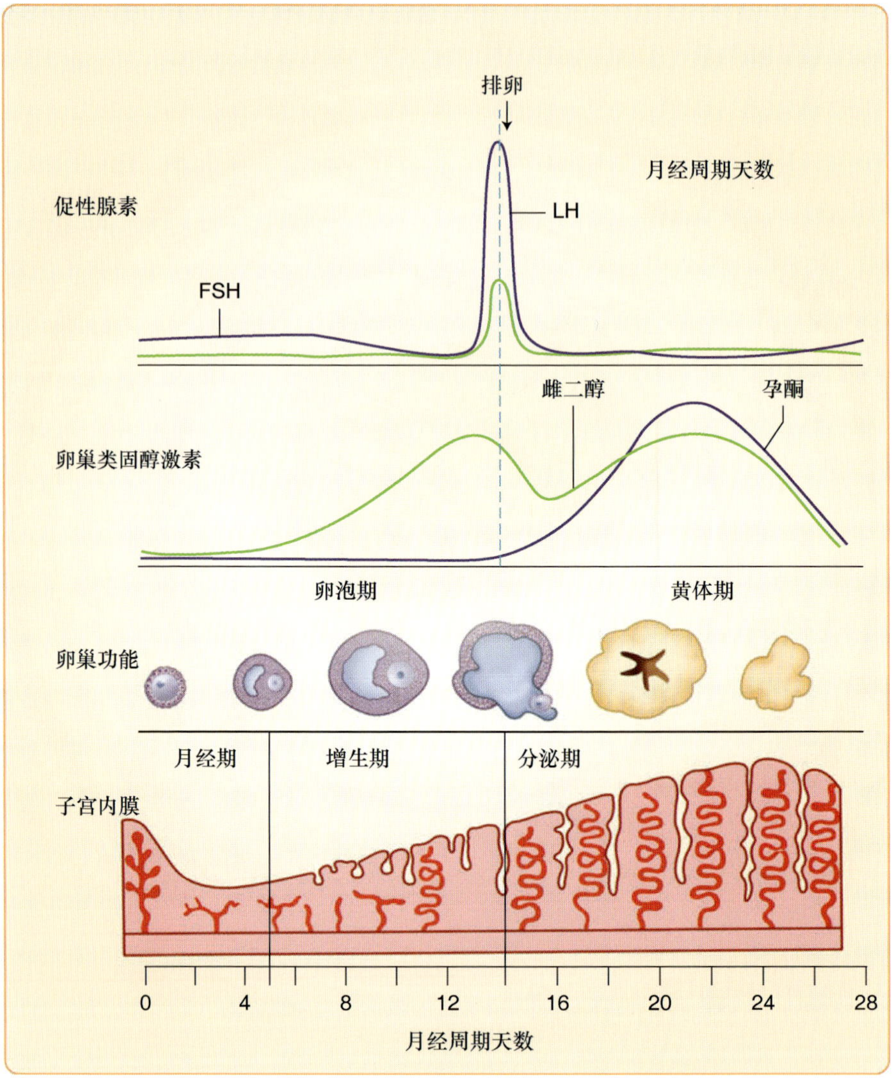
排卵
月经周期天数
促性腺素
LH
FSH
雌二醇
孕酮
卵巢类固醇激素
卵泡期
黄体期
卵巢功能
月经期
增生期
分泌期
子宫内膜
0
4
8
12
16
20
24
28
月经周期天数

图 4-3

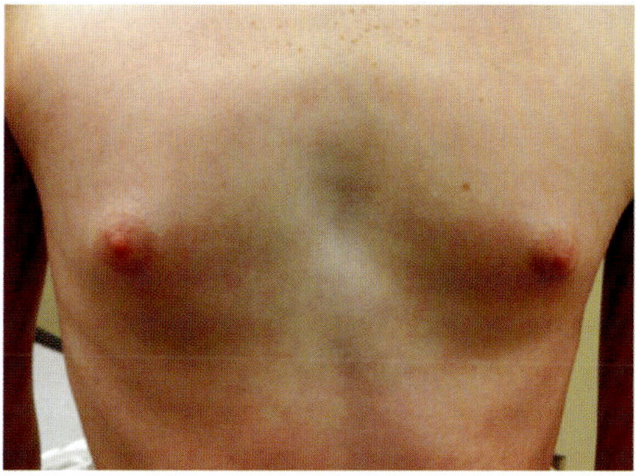

图 10-2

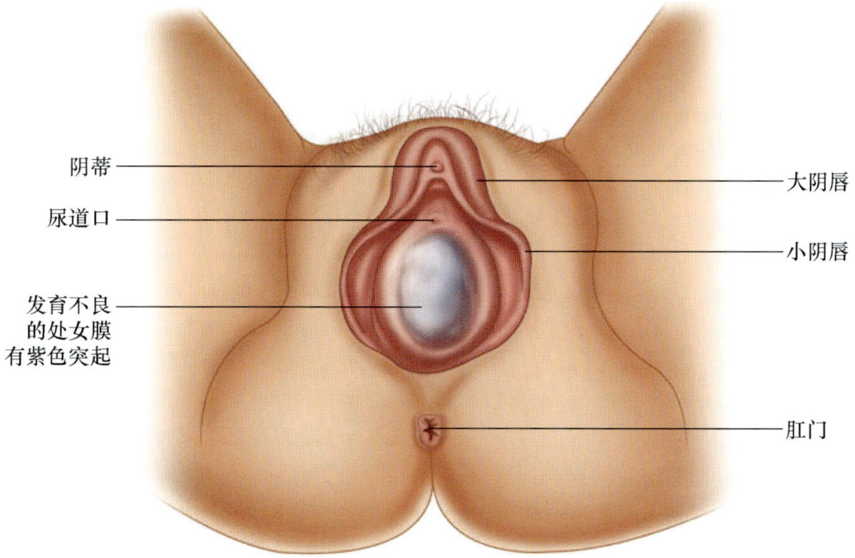

图 11-2

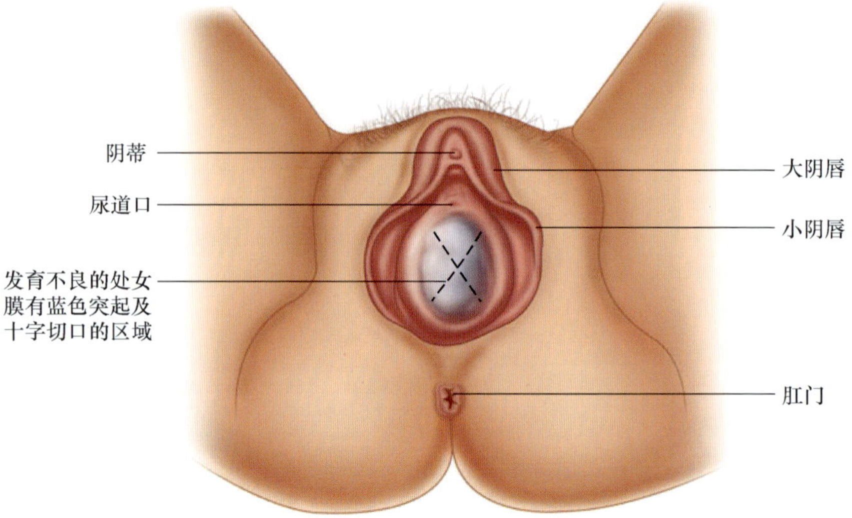

图 11-7

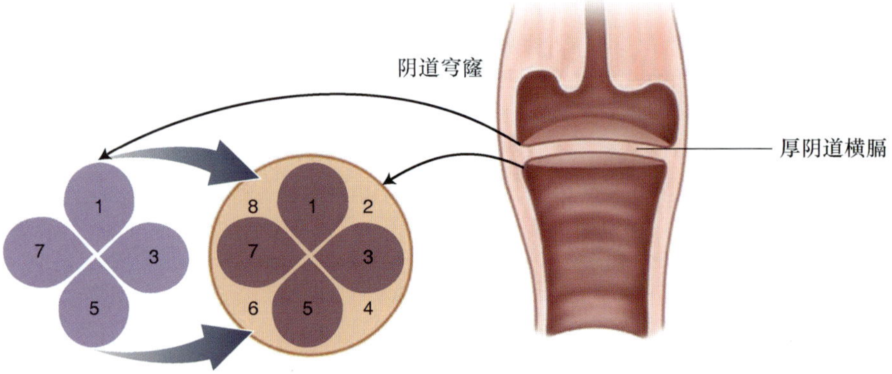

图 11-8

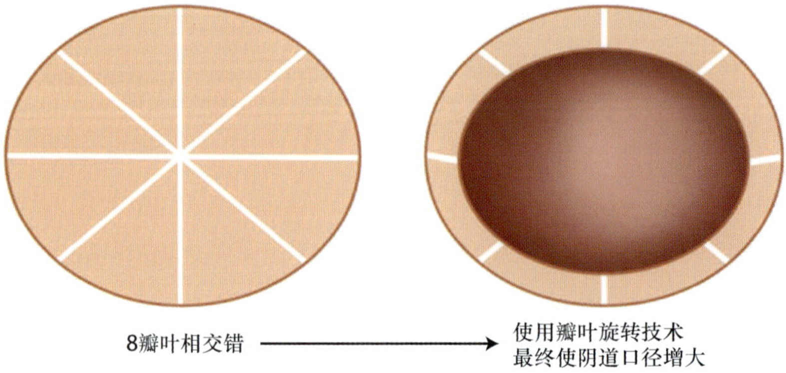

图 11-9